NOSOGRAPHIE

PHILOSOPHIQUE.

NOSOGRAPHIE

PHILOSOPHIQUE,

OU

LA MÉTHODE DE L'ANALYSE

APPLIQUÉE A LA MÉDECINE;

Par Pʜ. PINEL, Médecin de l'Hospice national de la Salpêtrière, et Professeur à l'Ecole de Médecine de Paris.

TOME PREMIER.

DE L'IMPRIMERIE DE CRAPELET.

A PARIS,

Chez MARADAN, Libraire, rue du Cimetière-André-des-Arts, n°. 9.

AN VI.

INTRODUCTION.

Un des premiers objets indiqués par le titre
même de l'ouvrage , ne doit-il pas être
d'écarter, par une sorte d'abstraction , ces
connoissances vagues et superficielles, ou
plutôt ce jargon scientifique de médecine humorale et populaire qui circule dans le commerce de la vie civile, et qui a déjà donné
lieu à des milliers de volumes , toujours avi-
dement accueillis par une crédulité confiante? Ces faux dehors de la science médicale, ainsi que l'habitude automatique de
voir des malades , tour-à-tour le digne objet
des traits satiriques de Pline , Montaigne ,
Molière, Rousseau, n'offriront jamais qu'instabilité, jactance, conjectures, disputes interminables , rivalités pleines de dissentions
et d'aigreur, combats éternels de l'amour-
propre, titres enfin de dérision et de plaisanterie.

La vraie médecine, celle qui est fondée
sur des principes et qui consiste bien moins

dans l'administration des médicamens que
dans la connoissance approfondie des maladies, qui a été exercée par les médecins
observateurs de tous les âges, qui doit seule
faire la base de l'instruction publique, est
marquée par d'autres caractères; méthode
hippocratique et marche rigoureuse de l'observation conservées depuis plus de vingt siècles dans leur inaltérable pureté ; suspension
de leurs progrès pendant des siècles d'igno-
rance et de barbarie, mais empressement
des bons esprits à les reprendre ensuite et à
les cultiver comme une branche de l'histoire naturelle ; constitutions épidémiques
observées et décrites avec exactitude sur
presque tous les points du globe ; étude profonde des loix de l'économie animale, et
abjuration de tout esprit de système ; dégoût invincible pour tout ce qui sent la for-
fanterie, la jactance ou le langage de l'école;
attention extrême à bien déterminer le caractère des maladies, non moins que la succession de leurs périodes ou phases; sagacité
profonde, habileté pour profiter des efforts
conservateurs et des ressources salutaires
de la nature, en se rapprochant dans un

grand nombre de cas de la méthode d'expectation; distinction sévère des maladies qu'il
est dangereux de guérir d'avec celles qui
demandent des secours prompts et dirigés
avec intelligence; vues étendues pour appliquer à la médecine les progrès faits dans les
autres sciences accessoires, la chimie, la
botanique, la physique, la philosophie morale, mais jugement solide pour se défendre
du prestige des nouveautés, et pour se garder de les embrasser avant qu'elles aient été
bien constatées; amour ardent de la vérité,
bonne-foi scrupuleuse dans l'exposition des
faits, candeur pour reconnoître dans certains cas l'impuissance de la médecine, mais
passion dominante pour reculer ses limites.
Que de titres à la reconnoissance publique!

C'est sous ce dernier rapport seul que la
médecine doit être l'objet de l'enseignement
public; et quels efforts généreux ne doit-on
point faire pour introduire dans sa marche
la méthode suivie maintenant dans toutes
les autres parties de l'histoire naturelle,
c'est-à-dire exactitude sévère dans les descriptions, justesse et uniformité dans les dénominations, sage réserve pour s'élever à

des vues générales sans donner de la réalité à des termes abstraits, distribution simple, régulière et fondée invariablement sur des rapports de structure ou des fonctions organiques des parties ! C'est vers le commencement de ce siècle qu'un médecin-géomètre s'est proposé ce problème général (1) : *Une maladie étant donnée, trouver le remède ?* ce qui marquoit bien plus de présomption que de lumières et de sagesse ; et quelle est la science dans laquelle on puisse parvenir à la solution d'une question aussi générale ? Autre problème bien plus circonscrit, proposé avec plus de réserve, puisqu'il ne tend point à faire croire à la toute-puissance de la médecine, et qu'il laisse le choix de la méthode expectante ou agissante. *Une maladie étant donnée, déterminer son vrai*

---

(1) Pitcairn, dans une lettre écrite à Duverney en 1712, lui annonce des dissertations où il résoudra ce problème général : Une maladie étant donnée, trouver le remède ? Fontenelle ajoute en l'honneur de l'académicien dont il fait l'éloge, que celui qui s'élevoit à de pareils problèmes, et dont le nom est devenu si célèbre, se faisoit une gloire de reconnoître Duverney pour disciple. On doit peu s'étonner que Fontenelle ait été séduit par les hautes espérances que donnoit cette annonce.

caractère et le rang qu'elle doit occuper dans un tableau nosologique? Efforts laborieux et multipliés de *Sauvages*, *Cullen*, *Sagar*, *Vogel*, *Linné*, *Nietzki*, *Selle*, *Van-Den-heuvell*, &c. pour distribuer toutes les maladies connues en classes, en ordres, en genres, en espèces, à l'exemple des botanistes, et toujours pour résultat une extrême surcharge du tableau, une classification arbitraire et vacillante, des affections symptomatiques prises pour des maladies primitives, une multiplication excessive des unes et des autres par des complications sans nombre des maladies, une sorte d'impossibilité avouée d'obtenir un ensemble régulier qui ne porte que sur quelques points fondamentaux, et qui vienne se placer sans efforts et sans confusion dans la mémoire. Cependant nécessité absolue d'une semblable méthode, afin d'épargner au médecin judicieux l'incertitude et les perplexités, au médecin téméraire un parti pris au hasard, une décision précipitée, au malade le danger d'une méprise.

Une distribution méthodique et régulière suppose dans son objet un ordre permanent,

et assujetti à certaines loix générales; or les
maladies qu'on regarderoit à tort comme
des écarts ou des déviations de la nature,
n'ont-elles point ce caractère de stabilité,
puisque leurs histoires recueillies par les
anciens et les modernes sont si conformes,
lorsqu'on ne trouble point la marche de la
nature? Une observation attentive et constamment répétée ne porte-t-elle point à les
faire envisager comme des changemens passagers plus ou moins durables dans les fonctions de la vie, et manifestés par des signes
extérieurs avec une constante uniformité
pour les traits principaux, et des variétés innombrables pour les traits accessoires? Ces
signes extérieurs, pris de l'état du pouls, de
la chaleur, de la respiration, des fonctions
de l'entendement, de l'altération des traits
du visage, des affections nerveuses ou spasmodiques, de la lésion des appétits naturels, &c. forment par leurs diverses combinaisons des tableaux détachés plus ou moins
distincts et fortement prononcés, suivant
qu'on a la vue plus ou moins exercée, et
qu'on a fait des études profondes ou superficielles. Ces changemens internes, connus

par leur opposition avec l'état de santé, et
liés intimement avec des signes sensibles,
se dessinent avec tant de régularité, quoiqu'avec des formes variées, se sont si souvent reproduits, et ont été décrits avec tant
d'exactitude, que dans l'exercice de la médecine on peut à peine trouver une maladie
qu'un homme instruit et judicieux ne puisse
déterminer, et dont la description ne soit
consignée dans quelque ouvrage. Sous ce
point de vue, la maladie doit être considérée non comme un tableau sans cesse mobile, un assemblage incohérent d'affections
renaissantes qu'il faut sans cesse combattre
par des remèdes, mais comme un tout indi-
visible depuis son début jusqu'à sa terminaison, un ensemble régulier de symptômes
caractéristiques, et une succession de périodes, avec une tendance de la nature, le
plus souvent favorable et quelquefois funeste. Hommage éternel soit rendu à l'esprit
observateur d'Hippocrate, qui a tracé des
histoires semblables avec autant de vérité
que de laconisme et de profondeur, qui a
ouvert depuis plus de vingt siècles la vraie
carrière de l'observation, ainsi que de la

méthode descriptive, et qui, comme pour nous défendre d'une admiration superstitieuse pour ses écrits, a transmis par-là les moyens de les rectifier lorsqu'ils sont fautifs, et d'étendre les connoissances qu'il a laissées encore incomplètes. Méthode de l'analyse adoptée par le père de la médecine, comme la seule vraie, la seule invariable dans la recherche de la vérité ; sa sagesse profonde à indiquer par une exposition historique des faits la marche de la nature livrée à elle-même dans les maladies aiguës, à s'élever ensuite à des points de vue plus étendus sur la constitution médicale des saisons, à généraliser enfin ses considérations et à fonder des sentences aphoristiques, quelquefois sans doute susceptibles d'exceptions, mais toujours fécondes en grandes vérités, et toujours confirmées par une observation éclairée. Tous les progrès solides qu'a faits la médecine dans tous les temps, ne sont-ils point dus à la même méthode analytique? et que ne doit-on point attendre de son application à l'enseignement public de cette science ?

Pureté du goût d'Hippocrate, son éloignement pour toute théorie vaine, pour toute explication frivole, sa marche philosophique si digne d'être suivie, si rarement prise pour modèle; tas énorme d'écrits publiés depuis Galien jusqu'à nous sur les désordres produits par la bile, la pituite, le sang, l'atrabile, comme si ces fluides jouoient sans cesse un rôle actif pour nous tourmenter et nous perdre; opinions grossières, amas impur d'idées dégoûtantes, de saburre, de saletés gastriques, d'humeurs putrides, de sang dissous, et autres jeux frivoles de l'imagination qui ont passé de la poussière des écoles dans le langage familier, et qu'on retrouve même dans des ouvrages où brille d'ailleurs le vrai talent de l'observation. Nouveaux obstacles qui s'opposent à une classification simple et régulière; foule innombrable de descriptions d'épidémies les plus diversifiées, de traités particuliers sur diverses maladies, de recueils de faits observés, de connoissances éparses dans les ouvrages périodiques; maladies désignées non d'après leurs caractères fondamentaux, mais d'après quelques signes apparens qui tiennent à la nature de la saison, à la disposition de l'individu, quelquefois même aux vices du traitement; de-là, des fièvres *scarlatines, pétéchiales, miliaires, puerpérales, érysipélateuses*, &c. excessive multiplication de maladies compliquées, soit par la coexistence simultanée de deux fièvres primitives de différens caractères, ou d'une de ces fièvres avec une inflammation locale; de-là, des termes composés qui fourmillent dans les auteurs, qui semblent annoncer des découvertes réelles en médecine, tandis qu'on ne fait que tourner dans un cercle perpétuel de combinaisons de certaines affections primitives connues; *fièvres bilioso-inflammatoires, bilioso-putrides, mésentérico-sanguines, pleurésies bilieuses*, &c. Comment rappeler à un petit nombre de bases fondamentales de division des objets si diversifiés, et qui ont cependant tant de points de contact, si, à l'exemple des Nosologistes, on classifie toujours les maladies ainsi considérées dans leurs divers états de complication, et si on ne s'élève par l'analyse aux affections primitives, et pour ainsi dire élémentaires qui concourent à les produire? Peut-on avoir une idée claire et précise de ces objets composés, si on ne considère séparément leurs principes constitutifs, et si on ne les détermine par des observations les plus précises et les moins contestées? L'incertitude et les opinions versatiles des médecins même les plus instruits, sur le vrai caractère et la dénomination des maladies aiguës dont le traitement leur est confié, annoncent assez combien la distribution nosologique et la nomenclature ont besoin d'être perfectionnées.

« Analyser, dit Condillac, n'est autre
» chose qu'observer dans un ordre succes-
» sif les qualités d'un objet, afin de leur
» donner dans l'esprit l'ordre simultané dans
» lequel elles existent.... Or quel est cet
» ordre? la nature l'indique elle-même;
» c'est celui dans lequel elle offre les objets:
» il y en a qui appellent plus particulière-
» ment les regards; ils sont plus frappans;
» ils dominent, et tous les autres semblent
» s'arranger autour d'eux et par eux ». Ces principes, appliqués à la doctrine des fièvres, peuvent s'entendre de ce que les auteurs les plus exacts et les plus judicieux en ont observé, et de ce qu'on peut en observer

soi-même avec des connoissances solides
dans un grand rassemblement de malades.
Plus de vingt années passées dans l'étude
de la médecine ou des sciences qui peuvent
l'éclairer, toute mon application, tous mes
efforts dirigés vers un but unique, la recherche de la vérité, c'est-à-dire la détermination des ressources, non moins que des
bornes circonscrites de l'efficacité des médicamens, fréquentation des écoles les plus
célèbres de la France, et assiduité pendant
plusieurs années à suivre les leçons des
hommes les plus distingués dans l'enseignement public, attention constante à suivre
les progrès de la médecine, non-seulement
en France, mais encore parmi les autres
nations éclairées; habitude contractée de
bonne heure de tracer les histoires particulières des maladies dans les hôpitaux; étude
approfondie de la médecine grecque, mais
usage d'une saine critique pour démêler en
elle ce qui est le fruit d'une observation
éclairée, de ce qui est le produit de l'opinion
ou de l'esprit de système; telles ont été les
dispositions préliminaires de l'exercice de la
médecine successivement dans les deux hos-

pices les plus nombreux de Paris, et peut-
être de l'Europe, depuis environ six années.
Plan invariable d'abord formé de tracer moi-
même, ou de faire tracer sous mes yeux par
des élèves instruits, les histoires des maladies aiguës observées suivant les variétés des
saisons ; mais, dans les premiers temps, obstacles renaissans pour leur détermination
exacte, même en suivant la Pyrétologie de
Selle, l'un des ouvrages de ce genre le plus
profond et le plus rempli d'une érudition
solide. Travail alors dirigé avec zèle et avec
méthode pour mettre plus d'accord, plus
d'uniformité et plus de simplicité, soit dans
la division, soit dans la dénomination des
maladies aiguës.

Un examen sévère et un heureux choix
ayant d'abord servi à déterminer ce qu'il y
a de plus authentique en médecine ; extraits
soignés et rapprochement fait avec ordre des
constitutions épidémiques les plus exactes de
tous les temps et de tous les lieux ; soins
d'écarter par une sorte d'abstraction les
signes accidentels de ces fièvres, et de ne
m'arrêter que sur leurs caractères fondamentaux ; recherche des modes fébriles pri-

mitifs qui existent, tantôt dans leur état de
simplicité , tantôt dans une complication réciproque ; détermination des traits caractéristiques de ces modes primitifs , non d'après
quelques traits fugaces ou des apparences
trompeuses prises d'une médecine humorale,
mais d'après un ensemble et une succession
de certains symptômes manifestés par des
caractères extérieurs les moins équivoques;
enfin cette méthode soumise à l'épreuve décisive d'une expérience constante par le relevé fait depuis plus de quatre ans des maladies qui règnent dans les hospices , décrites
avec exactitude et comparées entr'elles pour
bien saisir leurs traits de ressemblance ou
leurs différences ; attention en outre de n'employer dans le traitement que les remèdes
les plus simples , pour ne point ajouter de
nouvelles complications ou plutôt de nouveaux maux à ceux de la nature. C'est d'après
le résultat de ces recherches que j'admets
six ordres fébriles primitifs , et que je trace
séparément leur histoire, en les considérant
tantôt dans leur état de simplicité , tantôt
dans leurs complications diverses. Le premier dénote une affection particulière du

système vasculaire sanguin. Le second a pour objet une irritation spéciale de l'estomac, du duodenum ou des parties adjacentes. Le troisième indique que cette irritation s'exerce sur-tout sur les membranes muqueuses du conduit alimentaire. Le quatrième ajoute à la considération des changemens produits sur ce conduit, celle d'une impression de débilité ou d'atonie dirigée sur l'irritabilité des muscles. L'objet du cinquième est une lésion profonde portée sur l'irritabilité et la sensibilité, et marquée par des symptômes nerveux du plus funeste présage. Enfin le sixième ajoute aux traits caractéristiques de ce dernier des circonstances particulières de mortalité, de contagion et d'une affection simultanée des glandes. Des dénominations particulières de ces ordres servent à fixer les idées, et à faire proscrire les termes vagues d'une médecine humorale qui leur sont cependant mis en opposition pour éviter les erreurs et les embarras d'une nouvelle nomenclature.

Milliers de descriptions idéales des fièvres dans les auteurs, froides et vagues compilations sans nombre, écrits scholastiques pleins

d'une redondance stérile pour avoir négligé
la vraie route qu'on doit suivre en médecine
comme dans toutes les autres sciences. « La
» nature , dit Condillac , indique elle-même
» l'ordre qu'on doit tenir dans l'exposition
» de la vérité ; car si toutes nos connoissances
» viennent des sens , il est évident que c'est
» aux idées sensibles à préparer l'intelligence
» des notions abstraites ». C'est-là le devoir
que je me suis imposé dans mes leçons publiques sur les fièvres ; exposition d'abord de
cinq ou six histoires particulières de chaque
ordre , propres à faire connoître le mode fébrile dans ses diverses variétés , mais indépendamment d'une complication avec des
fièvres d'un autre ordre. Ces histoires choi-
sies dans le premier ou troisième livre d'Hippocrate , dans les auteurs qui sont connus
par leur extrême exactitude , dans les Recueils d'observations qui me sont propres.
La fièvre particulière est ainsi indiquée suivant les variétés innombrables des lieux , des
climats , de l'âge , de la constitution ; et c'est
ainsi que les esprits sont préparés à recevoir
une idée juste et précise de ce qu'on doit entendre par *espèce simple* , par l'abstraction

de plusieurs symptômes particuliers , et par la considération de ceux qui sont propres à cet ordre ; admission d'autres espèces composées , qui résultent de la complication du mode fébrile avec quelqu'un des modes fébriles antérieurs (1). Ainsi , par exemple , la fièvre de l'ordre quatrième , compliquée avec celles du deuxième ou troisième ordre , donnent ce que les auteurs ont appelé fièvre *bilioso-putride* ou fièvre *pituitoso-putride*. Chacune de ces espèces comprend sous elle une foule innombrable de variétés , comme l'espèce simple ; nouvelle abstraction pour m'élever aux caractères du genre , mais attention de n'admettre parmi ces traits distinctifs que ce qui est propre à l'ordre particulier dont je traite , et nullement ce qui est relatif aux complications ; et c'est ainsi que

-----

(1) D'autres espèces peuvent résulter de la complication de quelqu'une des fièvres primitives , avec une inflammation locale ou phlegmasie , et on sait avec quel empressement des observateurs de constitutions nous donnent ces combinaisons comme de grandes nouveautés ; mais comme les phlegmasies ont été rapportées à la seconde classe , je renvoie à cette classe l'indication de ces formes compliquées.

I.   b

j'ai réduit toutes les fièvres primitives à un petit nombre de genres simples faciles à retenir et à combiner entre eux, pour classer avec précision toutes les fièvres essentielles que peuvent offrir la lecture des meilleurs auteurs ou l'exercice de la médecine. Mon ouvrage n'étant qu'un extrait de mes leçons, j'ai dû supprimer les détails sur les variétés et les espèces, et me borner à la détermination des genres, en indiquant néanmoins les uns et les autres dans l'exposition des caractères de l'ordre.

Ce seroit trop présumer de nos connoissances actuelles en Nosologie, que de vouloir tracer les caractéres d'un ordre suivant la méthode des Botanistes, c'est-à-dire en rapprochant simplement par voie d'abstraction les caractères qui conviennent séparément à divers genres. Que d'objets à remplir avant d'adopter strictement cette méthode ! Histoire de la fièvre de chaque ordre à décrire, et distinction sévère de ce qui est douteux d'avec ce qui est constaté ; despotisme d'opinion exercé par des hommes célèbres à renverser, l'autorité des écoles les plus fameuses soumise à l'épreuve de l'ob-

servation ; des vues philosophiques à répandre sur la marche de l'esprit humain et
sur la succession progressive des lumières ;
la doctrine des humeurs abandonnée au
babil scientifique des gardes-malades, leur
altération toujours considérée comme l'effet
d'une lésion primitive des organes destinés
à en faire la sécrétion, et nouvelles dénominations pour fixer les circonstances de cette
lésion ; indication des observations particulières ou des épidémies les plus exactement
décrites, où le mode fébrile se trouve simple
ou bien dans un état de complication ; enfin
le caractère particulier de la fièvre de chaque
ordre considéré dans ses divers rapports et
suivant toutes les modifications des siècles,
des climats, des saisons et des dispositions
individuelles : tels sont les détails historiques
où j'ai cru devoir entrer dans chaque ordre de
fièvre pour faire éviter toute équivoque, toute
expression répétée comme par écho de siècle
en siècle par des hommes doués d'ailleurs du
talent le plus distingué et le plus heureusement nés pour penser par eux-mêmes. « Sé-
» parer une ou plusieurs idées d'avec celles
» avec lesquelles elles existent réellement,

» c'est, dit Locke, former des idées géné-
» rales ». La détermination de la classe des
fièvres doit donc se borner à quelques considérations communes aux différens ordres,
mais se garder d'attribuer de la réalité à la
fièvre en général, de la considérer comme
existante par elle-même, de vouloir la défi-
nir; c'est un terme purement abstrait, comme
ceux d'*arbre*, *métal*, qui conviennent à plusieurs objets analogues : et que deviennent
alors tant de graves dissertations, tant de
recherches frivoles sans cesse vainement renouvelées depuis Galien jusqu'à nous, sur le
caractère essentiel et la définition de la
fièvre !

L'étude de la médecine est si immense,
ses rapports si compliqués, et l'ensemble de
ses principes si difficile à saisir, qu'on doit
pardonner même aux hommes le plus doués
de talens et de lumières de n'en avoir pu embrasser que certaines parties, d'avoir excellé
dans quelques-unes, et d'être dans beaucoup d'autres bien au-dessous d'eux-mêmes
et de leur grande célébrité. Quelquefois les
résultats les plus profonds de l'observation
sur les fièvres, comme dans les écrits de

Sydenham , et à côté les idées les plus incohérentes sur leur traitement , avec une profusion de médicamens ou superflus ou nuisibles ; des médecins circonscrits dans une
étroite sphère d'idées , et séduits par l'autorité de ces grands noms , sans pouvoir s'élever à des conceptions vastes , ont pris pour
modèle dans leurs écrits ce qu'il falloit précisément éviter ; et de-là vient cette médica-
tion tumultueuse entassée , et souvent dis-
sonnante , employée dans les fièvres , comme
si aucune d'elles n'étoit susceptible de guérison par les seules ressources de la nature.
Stahl , profondément nourri de l'étude des
anciens , doué d'un esprit créateur en médecine comme en chimie , et vivement frappé
des tâtonnemens laborieux et de la versati-
lité des modernes sur le traitement des maladies aiguës , dirigea toutes ses vues sur
les symptômes fébriles , et chercha , par un
esprit d'analyse (1) , à démêler ceux qui sont
dus à des efforts conservateurs et à des tendances salutaires de la nature. Ce sont là les

____

(1) *Theoria medica-vera , in-4°. Ars sanandi morbos
expectatione , in-12.*

principes dont le développement m'a le plus occupé dans l'exposition des divers ordres de fièvres, et je me suis attaché à les confirmer d'après l'histoire exacte de l'invasion, de la succession des symptômes et de la terminaison de ces maladies. Combien la connoissance approfondie de leur marche tend à resserrer chaque jour l'étalage pharmaceutique dont on se plaît si souvent à les environner ! Mais une expérience incontestable n'apprend pas moins qu'il y a des fièvres où les principes généraux de Stahl ne peuvent s'appliquer : et quel homme éclairé oseroit prétendre que la fièvre nerveuse de Huxham, les fièvres intermittentes pernicieuses décrites par Morton, Torti, Werloff, peuvent être guéries sans les secours des remèdes ?

Comparaison lumineuse faite par les Psicologistes entre la manière de tracer avec ordre des objets innombrables répandus dans un horizon immense, et la marche de l'entendement humain pour saisir l'ensemble d'un objet très-étendu et très-compliqué. On commence par fixer les objets principaux ; on les distribue en grandes masses, pour leur conserver pour ainsi dire leur position respective, et pour en faire des tableaux séparés et distincts dont on puisse embrasser successivement tout l'ensemble. N'est-ce pas se priver des avantages de cette méthode si naturelle, que de réunir, comme Selle l'a fait dans sa Pyrétologie, les phlegmasies ou inflammations locales avec les fièvres primitives, pour n'en faire qu'une seule et même classe, tandis que la nature les a pour ainsi dire séparées, qu'elles peuvent exister indépendamment les unes des autres, et que, lorsqu'elles sont compliquées, on ne se dirige que sur des notions obscures, si on ne les a successivement analysées? Ces loix générales de distribution méthodique, qu'on suit maintenant dans toutes les parties de l'histoire naturelle, doivent présider aux grandes divisions de la pathologie interne; et c'est sous ce point de vue que j'ai fait une classe distincte des phlegmasies, en la faisant succéder à celle des fièvres, à cause de leurs affinités respectives. L'étendue et la fécondité de l'objet demandent d'ailleurs de considérer les phlegmasies particulières dans leur état de simplicité, de les comparer entre elles, d'en faire des séries très-distinctes suivant leurs rapports plus ou moins nombreux, de les soudiviser en un mot en ordres avec des caractères généraux faciles à observer et à décrire.

Une méthode de division doit être analogue au plan de l'auteur et à la nature de l'ouvrage. Le judicieux Morgagni se propose d'approfondir toutes les maladies organiques, et dès-lors il a besoin de rassembler dans un même cadre une foule de détails anatomiques, de faits observés par divers auteurs, de discussions, de réflexions critiques; il traite donc successivement des maladies de la tête, de la poitrine et de l'abdomen, dans un ouvrage bien moins destiné à rapprocher ces maladies par leurs affinités naturelles, qu'à composer des Mémoires approfondis sur une foule de points encore peu discutés. Un Traité général de Nosographie demande des vues opposées, puisqu'il doit apprendre à dominer sur l'horizon immense de la science médicale, à rapprocher ou éloigner les maladies suivant leurs rapports plus ou moins multipliés, à éviter des distributions arbitraires et comme fortuites. Ce ne sont point les simples positions des parties, mais les convenances de structure organique et des fonctions de la vie qui doivent servir de guide; les phlegmasies seront donc divisées en différens ordres, suivant qu'elles auront leur siége dans les membranes muqueuses, les membranes diaphanes, les glandes, les muscles et les tégumens. Et qu'importe, par exemple, que la dure-mère, la plèvre, le péritoine résident dans différentes parties? Ne doivent-elles point être réunies dans le même ordre, si elles éprouvent des lésions analogues dans l'état de phlegmasie. Leurs différences particulières établiront les caractères génériques, et c'est ainsi que ces maladies aiguës offriront un ensemble aussi régulier que les fièvres, et même plus complet par les lumières que donnent les phénomènes de l'ouverture des corps comparés au tableau des symptômes.

Dans les histoires des phlegmasies, quelle que soit l'influence de l'âge, des siècles, des climats, uniformité dans les symptômes fondamentaux, dans les terminaisons favorables ou funestes, dans les résultats de l'expérience, et rapprochemens lumineux faits par Bordeu dans ses *Recherches sur le Tissu muqueux*, entre une sentence de l'Ecole de Cos, sur la sidération du poumon, et ce qu'ont appris sur le même objet les observations des modernes ; mais que de différences dans les descriptions respectives des épidémies de dyssenterie, de péripneumonie, de petite-vérole, &c. par des nouvelles réunions ou des complications de ces phlegmasies avec des fièvres primitives de différens ordres ! et quel sujet d'idées incohérentes et confuses, d'expressions indéterminées et équivoques pour le médecin, s'il n'a acquis les idées les plus précises des fièvres et des phlegmasies séparément considérées ! C'est-là l'écueil que fait éviter la méthode analytique, en apprenant à tracer nettement les caractères des genres primitifs, et en facilitant par-là l'intelligence des auteurs, non moins que la classification des espèces qui peuvent résulter des diverses complications (1) ; quelles que soient leurs

____

(1) Pour procéder avec méthode dans la détermination des espèces sans vouloir tout-à-coup épuiser leur nombre, je me suis borné dans mes leçons à reproduire toutes les combinaisons de la fièvre d'un ordre quelconque avec ceux

formes variées, toujours leur détermination sûre et asservie à des règles dont on ne peut s'écarter sans tomber dans la confusion et l'incertitude.

Empire puissant et durable d'une opinion étayée de l'autorité d'un nom très-célèbre, soutenue par une application imposante d'une science exacte, et liée avec un plan vaste d'enseignement; telle est la théorie Boerhaavienne de l'inflammation, et les inductions qu'on en tire en faveur d'une médecine active et des saignées répétées; vues les plus fines d'anatomie et de mécanique mises habilement à contribution; ascendant de l'Ecole de Leyde, qui sembloit interdire toute discussion et commander le silence;

---

des ordres antérieurs, et à les rapprocher des descriptions qu'en ont données les auteurs; et c'est ainsi qu'il seroit facile de construire une table des diverses espèces de fièvres compliquées, et sur-tout de refondre entièrement leur synonymie; car on ne peut se dissimuler combien celle qu'on a tentée jusqu'ici est inexacte et vicieuse. En suivant la même marche dans les phlegmasies, je fais voir leurs complications avec les fièvres primitives; ce qui donne la facilité de fixer dans sa mémoire cette grande quantité d'espèces de maladies aiguës qui semblent former un dédale inextricable dans toute autre distribution nosologique.

efforts antérieurs et vains faits par Van-Helmont au milieu de tous ses écarts, pour ramener la formation du phlegmon aux loix primitives de l'économie animale, et la faire regarder comme une affection nerveuse avec une tendance salutaire ; lutte vaine de l'Ecole de Stahl contre celle de Boerhaave pour proscrire toute application faite de la mécanique aux symptômes de l'inflammation, et pour faire considérer celle-ci comme un effet non-seulement utile, mais même nécessaire de l'énergie vitale. Il a fallu encore une longue suite d'années pour détruire le prestige et communiquer une nouvelle impulsion aux esprits. Les idées saines et fécondes de Van-Helmont et de Stahl sur les phlegmasies furent reprises et développées avec éclat dans la fameuse Ecole de Montpellier il y a vingt-cinq ou trente années, et depuis elles ont été reproduites sous toutes les formes dans divers écrits qui en sont sortis. On connoît les anecdotes et les saillies que Bordeu a répandues, dans un ouvrage déjà cité, sur cet empressement irréfléchi et cette profusion de stériles moyens qu'on prend si souvent pour faire cesser des symptômes qui entrent dans le plan conservateur de la nature, pour guérir en un mot avec des efforts laborieux ce que la nature guérit souvent si bien lorsqu'elle n'est point troublée. Ce sont ces mêmes principes que je cherche à propager et à étendre, en me bornant souvent à des détails historiques sur la succession des symptômes et la terminaison des diverses phlegmasies.

Contraste frappant ou même opposition marquée de la doctrine des hémorragies puisée dans les écrits de l'Ecole de Stahl ou de celle de Boerhaave ; dans celle-ci, leurs symptômes regardés comme des affections locales, et sans aucune connexion avec les loix de l'économie animale ; quelque théorie mécanique artificieusement mêlée à l'explication des phénomènes de l'écoulement sanguin, mais nulle considération, nul développement utile. Dans les écrits des Stahliens, au contraire, les hémorragies semblent s'être arrogées une sorte d'empire universel en pathologie ; c'est une connexion étroite avec un état de pléthore mis en commotion par quelque cause physique ou morale ;

c'est une surcharge de sang incommode
dont la nature cherche à se débarrasser,
quelquefois par des voies simples et naturelles, d'autres fois par des anomalies des
forces toniques propres à déterminer les affections les plus insolites ou les maladies les
plus graves; de-là des rhumatismes, des inflammations locales, des mouvemens spasmodiques, ou bien des maux variés et d'une
nature opposée, sous le nom de congestions de l'abdomen, de la poitrine, de la
tête : ces vues sans doute exagérées par les
Stahliens, mais fécondes en grandes vérités,
et par conséquent propres à réveiller l'ani-
mosité et la jalousie d'une secte rivale; aussi
Van-Swieten et Sauvages affectent-ils un silence profond sur ces influences des efforts
hémorragiques; et ce n'est pas sans un mouvement d'indignation qu'on cherche en vain
le nom de Stahl dans l'index des auteurs
cités par le verbeux commentateur de Boerhaave. La prudence exigeoit de marcher
entre les deux extrêmes opposés, d'échapper à tout esprit de prévention, et de tracer, comme je l'ai fait dans la troisième

classe, les phénomènes qu'on ne peut contester des hémorragies actives.

Les maladies nerveuses qui établissent une connexion si étroite entre la médecine, l'histoire de l'entendement humain et la philosophie morale, sont loin de se plier aussi facilement que les maladies aiguës aux loix d'une distribution méthodique, et peut-être que cela tient aux fonctions organiques des parties qui en sont le siége. L'action ou influence nerveuse est loin d'être univoque, puisqu'elle peut être reçue suivant des acceptions diverses; et quel rapport apperçoit-on entre les sensations de la vue, de l'ouïe, du goût, comparées entre elles, ou avec la contraction musculaire, la circulation, la respiration, &c. quoique ce soit le même agent qui préside à ces fonctions diverses; différences analogues entre les lésions du sentiment et du mouvement, et quel rapprochement en apparence peut-on faire entre les accès de manie, l'asphyxie, la paralysie, la fureur utérine, la boulimie, l'asthme spasmodique? Mais ces limites invariables qui semblent les séparer, ne disparoissent-elles point devant des considérations ultérieures? Une impression nuisible dirigée sur leur agent commun, ne les produit-elle point quelquefois tour-à-tour? et les mêmes causes, en agissant sur divers individus, n'entraînent-elles point, tantôt les convulsions, les tremblemens, la paralysie, tantôt la cécité, la manie, l'épilepsie, ou quelque autre anomalie nerveuse ? Ces mêmes affections nerveuses ne se combinent-elles point quelquefois avec des variétés et des alternatives sans nombre sur le même malade, suivant les circonstances ou les progrès du mal, et n'est-il pas singulier d'en retrouver les symptômes dans trois ou quatre classes différentes de Nosologistes ? Une méthode naturelle de les classifier est donc inapplicable dans l'état actuel de nos connoissances, même avec les secours de l'analyse, et il faut se borner à une diposition artificielle. Je la fonde sur la base la plus stable et la moins sujette à des variations, les propriétés de la sensibilité et de l'irritabilité, et les fonctions organiques des parties. La méthode analytique me servira encore de guide pour tracer plusieurs genres primitifs, dont des auteurs d'ailleurs très-distingués ont réuni ou plutôt confondu les vrais caractères.

Les méthodes de l'enseignement en médecine, comme dans toutes les autres sciences, fruit lent du temps et de l'expérience ; elles ont leur naissance et leurs accroissemens successifs, et souvent ce qui peut être admis à une certaine époque ne peut l'être dans une autre, à cause du progrès des lumières et des connoissances successivement acquises, soit dans la pathologie ou l'anatomie, soit dans d'autres sciences accessoires. Sauvages a pu, dans sa distribution nosologique, former la dixième classe sous le titre vague et indéterminé de *cachexies*, admettre encore des soudivisions plus vagues et plus défectueuses sous le nom de *maigreur*, d'*intumescence*, de *protubérances*, d'*affections impétigineuses*, renfermer même sous ces divers ordres les genres les plus disparates ; sous celui d'intumescence, par exemple, comprendre l'*embonpoint*, l'*anasarque*, l'*œdématie*, la *grossesse*. Pourroit-on maintenant établir des divisions sur des fondemens aussi frivoles, et réunir des objets aussi disparates, à une époque où les méthodes de distribution en botanique, en chimie, et dans certaines parties de la zoologie, ont été si perfectionnées, et donnent un si bel exemple à suivre à la médecine ? Les découvertes faites d'ailleurs sur la structure et les fonctions du systême lymphatique depuis une vingtaine d'années, ne lèvent-elles point des obstacles qui ont arrêté Sauvages, ainsi que d'autres Nosologistes ? C'est dans cette vue que je renferme dans une classe, au lieu de ce qu'on appeloit vaguement *cachexies*, les maladies ou lésions du systême des vaisseaux absorbans, et que je fonde les soudivisions en ordres sur les altérations qu'ils peuvent éprouver à la surface du corps, dans le tissu des glandes ou à leur origine dans d'autres parties. Je ne me dissimule point les recherches sans nombre qu'il reste à faire sur les maladies de ces divers ordres, et l'état d'imperfection où doit être encore cette partie de la Nosographie ; mais n'est-ce point un moyen d'en hâter les progrès, que de donner un essai de cette distribution dans l'état actuel de nos connoissances ?

Étendue immense de la médecine externe

et interne considérées séparément, et impossibilité de les posséder l'une et l'autre à un très-haut degré, et au point de pouvoir tracer avec exactitude une nosographie générale qui embrasse leur ensemble. Je me borne à la médecine interne, sans dissimuler cependant combien il y a d'objets intermédiaires ou médico-chirurgicaux dont la place est encore loin d'être exactement fixée. Une Nosographie chirurgicale, et dirigée suivant les principes de l'analyse, pourra dans la suite lever tous les doutes, et fixer l'incertitude sur la distribution de certains Genres que je renferme sous le titre de *Classe indéterminée* ; peut-être même que d'autres genres viendront encore s'y joindre, remplir les lacunes que j'indique, et former alors une nouvelle classe plus ou moins régulière. Exposer l'état actuel de nos connoissances en médecine, et proposer un doute philosophique sur des objets incertains ou peu exactement déterminés, c'est veiller à ses intérêts bien plus sûrement, et bien mieux préparer d'avance le changement qu'elle doit éprouver dans l'opinion publique, que de la montrer faussement comme parvenue à son plus haut complément de clarté et d'évidence.

La simplification des principes de la médecine, et l'art de pouvoir en former un ensemble régulier, objet constant des vœux des vrais observateurs, et but qu'ont cru atteindre quelques hommes doués d'une imagination ardente, en s'élevant, dans le silence du cabinet, à un point de vue exclusif ou plutôt à des suppositions arbitraires. Loin de suivre la nature pour guide, ils ont eu l'ambition insensée de vouloir l'asservir à leur empire. La marche ferme et imposante qu'ont prise les autres parties de l'histoire naturelle en suivant une route opposée, auroit suffi seule pour me garantir de cette sorte de contagion, lors même que la méthode analytique, l'étude réfléchie des meilleurs auteurs et l'expérience la plus répétée, n'auroient point invariablement déterminé mes principes : attention constante à ne m'élever à des vues générales que par des abstractions successives, et en partant des faits soumis à une discussion sévère ; étude particulière des affinités naturelles des divers Genres des maladies pour les coordonner entre eux et en former une série régulière ; passage sagement gradué d'un ordre à un autre, ou d'une classe à celle qui doit immédiatement la suivre ; distribution des uns et des autres, fondée, non sur des rapprochemens arbitraires, mais sur la base immuable de la structure organique ou des fonctions des parties ; usage continuel de l'analyse pour décomposer les objets compliqués, considérer leurs élémens d'une manière isolée, et bien déterminer leur caractère, pour pouvoir repasser ensuite à des notions justes et précises des objets composés ; dégagement scrupuleux de toute prévention, de tout esprit de parti, de toute opinion dominante des écoles ; estime profondément sentie pour tous ceux qui ont agrandi le champ de l'observation, ou qui s'y sont livrés avec des vues étendues et une ame élevée ; éloignement pour une vaine ostentation d'érudition qu'il est bien plus facile de prodiguer en médecine que de distribuer avec discernement et avec mesure : c'est-là le caractère que je pense avoir imprimé à mon ouvrage ; et falloit-il moins pour en justifier le titre ?

On diroit, à lire les ouvrages de médecine

populaire ou domestique qui sont si multipliés de nos jours , qu'on peut mettre les vrais
principes de cette science à la portée de tout
le monde , et que rien n'est plus simple et
plus facile que de saisir le caractère d'une
maladie et d'en diriger le traitement. Etudes
préliminaires, institution médicale , fréquentation des hôpitaux , tout paroît inutile ; savoir lire , pouvoir débiter quelques termes
vagues , et transcrire des formules , c'en est
assez pour aspirer aux succès les plus constans , et on prononce sans balancer et avec
confiance sur des objets propres à arrêter un
homme doué de l'expérience la plus éclairée
et la plus réfléchie. Un si rare talent, je l'avoue,
est au-dessus de mes forces , et peut-être
que je sers bien mieux les intérêts de l'humanité , en montrant dans tout leur jour les difficultés extrêmes qu'il faut vaincre durant les
premières années de l'exercice de la médecine,
l'étude constante et l'application qu'il faut
s'imposer pour éviter des tâtonnemens dangereux , les lumières et la sagesse dont il faut
s'environner pour ne point commettre des
erreurs , c'est-à-dire pour ne point faire des
victimes. Dans les notions élémentaires que

je donne, loin de croire avoir épuisé les objets, je montre sans cesse combien l'horizon de la science médicale s'agrandit quand on ose le contempler, et j'indique dans presque tous les genres les sources pures et élevées qui appellent l'attention de l'homme avide d'une instruction solide. Une méthode dans l'art d'étudier et d'observer en médecine, a dû nécessairement entrer dans le plan de mes leçons publiques de Nosographie ; et c'est dans l'exposition de ces préceptes que, suivant la marche de l'esprit d'observation depuis la plus haute antiquité jusqu'à nous, je trace une esquisse de son origine, de ses progrès, de ses entraves, de ses interruptions ; je jette un coup d'œil rapide sur les révolutions que la médecine a éprouvées suivant l'influence des siècles, des climats, de l'esprit d'intrigue, des opinions des écoles, et je montre que, pour en connoître le vrai caractère, elle n'exige pas moins d'ardeur, de courage, de talens et d'études sagement dirigées, que toute autre partie de l'histoire naturelle.

NOSOGRAPHIE

PHILOSOPHIQUE,

OU

LA MÉTHODE DE L'ANALYSE

APPLIQUÉE A LA MÉDECINE.

CLASSE PREMIÈRE.

Fièvres.

I. **Immensité** d'écrits sur les fièvres ; les uns, bornés au stérile langage de l'école, et dignes d'un éternel oubli ; les autres, remplis d'opinions et de théories versatiles, ou hérissés de vaines formules : là, ce sont de savantes divagations ou de prolixes commentaires sur quelques faits épars ; ici, des recherches subtiles et frivoles sur des objets ténébreux, c'est-à-dire sur les causes prochaines ; ailleurs, sagacité et exactitude dans l'art de tracer les symptômes fébriles ; mais incohérence et suppositions arbitraires dans le traitement. L'exemple donné par Hippocrate

depuis tant de siècles, d'une méthode sage et lumineuse, d'un style nerveux et laconique, et
d'un respect religieux pour la marche de la nature, est cependant loin d'avoir été perdu; plusieurs excellens esprits, sur-tout depuis la re-
naissance des sciences en Europe, l'ont pris
pour modèle, et peut-être même que la doctrine
des fièvres, quand on sait faire un heureux
choix, laisse peu à desirer, ou avoisine de bien
près son dernier complément. Histoires des épidémies dans différentes régions et à différentes
époques; journaux de voyage dans tous les climats de la terre; descriptions particulières sans
nombre des fièvres, soit sporadiques, soit endémiques; considérations, en un mot, de ces maladies sous toutes leurs formes, suivant les circonstances des saisons, de la position des lieux,
des périodes de l'âge, des affections morales, de
tous les extrêmes de la vie humaine, depuis l'état
le plus sauvage et le plus agreste, jusqu'aux derniers raffinemens de la mollesse : quelle carrière
ouverte ou plutôt parcourue par l'esprit d'observation et de recherche! Et si on excepte quelques nuances accessoires sur lesquelles la nature
sera toujours inépuisable, peut-on rapporter
quelque cas particulier de fièvre dont un homme
éclairé ne puisse citer des exemples analogues?

II. Une si grande multitude d'objets indiqués
souvent par des dénominations équivoques, ou

obscurcis par des complications ou des descriptions incomplètes, peut-elle ne point entraîner une extrême difficulté dans leur distribution méthodique, et ne pas faire sentir en même temps la nécessité absolue de cette distribution pour éviter la confusion et des erreurs dangereuses ? Tentatives réitérées de les classer suivant divers points de rapprochement, et de les diviser en ordres, tantôt par leur type de continuité, de rémittence ou d'intermittence ; tantôt, suivant la saison, en les distinguant en fièvres d'hiver, de printemps, d'été et d'automne, quelquefois en s'attachant aux prétendues humeurs des Galénistes, comme à autant de causes primitives des fièvres, et en donnant à ces dernières des dénominations analogues ; d'autres fois, d'après quelque exanthême qui les accompagne ; et de-là viennent les distinctions de fièvres pétéchiales, scarlatines, miliaires, &c. Mais comme toutes ces distributions n'ont porté que sur des fondemens frivoles, et n'ont eu tout au plus qu'une vogue passagère, je dois me borner à citer l'ouvrage le plus moderne et le plus profondément combiné de tous ceux qui ont paru jusqu'ici sur la classification des fièvres ; je parle de la *Pyrétologie de Selle* (*Rudimenta Pyretologiæ Methodicæ*). Peut-être même qu'on ne peut choisir un meilleur guide, si on veut renfermer les phlegmasies dans l'ordre des fièvres primitives, négliger de remonter aux caractères primitifs des genres, et se priver des avantages de la méthode analytique. C'est assez dire combien mon plan diffère de celui qu'il a adopté.

III. « Il faut, dans l'exposition comme dans » la recherche de la vérité, dit Condillac, com- » mencer par les idées les plus faciles et qui » viennent immédiatement des sens, et s'élever » ensuite par degrés aux idées les plus simples » et les plus composées ». C'est-là l'unique artifice dont je fais usage pour la classification des fièvres. A une certaine époque de la maturité de l'âge et de l'instruction, un esprit exact et avide d'un savoir solide peut-il contempler sans dégoût les éternelles aberrations qu'on s'est permises dans cette partie de la médecine, loin du sentier étroit de l'observation et de l'expérience ? et peut-il ne pas finir par s'attacher d'abord invariablement aux faits primitifs, c'est-à-dire aux histoires détaillées des fièvres, dégagées de toute théorie vaine, de toute prévention, et recueillies au lit des malades ? Cette pureté de goût, cette sage retenue, cultivées d'abord par la lecture et la méditation du premier et troisième livre des *Epidémies d'Hippocrate*, sont perfectionnées par l'étude des ouvrages qui se sont plus ou moins rapprochés de ce modèle, en Allemagne, en Angleterre, en France, en Italie, en Espagne, ou dans les deux

Indes. On note soigneusement les meilleures descriptions des fièvres , soit épidémiques , soit sporadiques ; on étudie leurs caractères essentiels et distinctifs , par la nature et la marche des symptômes ; on en saisit l'ensemble , et on se rend à soi-même un compte sévère de la durée et de la terminaison de la maladie. Naît-il quelque doute ou incertitude par l'usage des moyens perturbateurs ou des formules trop compliquées dans le traitement ? on fait le sacrifice de l'observation , et la vue va se reposer avec complaisance sur d'autres faits où le médecin n'a été que le ministre et l'interprète de la nature , et lui a sauvé les embarras et les entraves dont l'impéritie présomptueuse tire souvent vanité. Mais ce n'est là encore qu'entrer dans la carrière ; et ne faut-il point, pour la parcourir, passer plusieurs années au sein des asyles consacrés aux infirmités humaines ; tenir des journaux exacts des fièvres bien caractérisées ; apprendre à saisir leurs différences fondamentales , et les variétés accessoires produites par les vicissitudes des saisons ou la succession des années ; déterminer judicieusement les cas qui revendiquent l'usage de la méthode expectante ou agissante ; écarter toute illusion de l'amour-propre ; se surveiller toujours avec sévérité , et ne voir dans les efforts qu'on a faits pour éviter l'erreur, qu'un nouveau titre pour en faire encore, et pour redoubler de zèle? On sent qu'après plusieurs années d'un travail opiniâtre et assidu, on doit avoir sur les fièvres des principes fixes, sur-tout si on les voit sans cesse se reproduire sous un nombre déterminé de formes, et qu'on finisse par ne plus retrouver que des répétitions des faits connus et antérieurement observés.

IV. Jusques-là, n'est-ce point commencer par les idées les plus faciles, et celles qui viennent immédiatement par les sens? Ce sont là des matériaux épurés et choisis qu'il reste à mettre en œuvre et à coordonner entre eux, en cherchant à saisir leurs affinités naturelles et leurs dissemblances. Les descriptions des épidémies ont servi, en général, de point de ralliement; mais nouveaux obstacles à vaincre pour obtenir une distribution méthodique des fièvres, soit par leurs complications diverses, soit par des dénominations équivoques ou des descriptions incomplètes qu'en ont donné les auteurs. Quelle confiance doit-on avoir dans un certain étalage d'érudition et les nombreuses synonymies des pyrétologues les plus estimés? Procéder avec plus de sagesse et de réserve; faire des rassemblemens nombreux d'histoires particulières de fièvres, prises dans les recueils d'observations ou dans les descriptions d'épidémies, ou recueillies au lit des malades; s'exercer à les réduire en diverses séries, suivant leurs affinités ou leurs dissemblances, pour se faire une notion exacte de ce qu'on entend par *espèce*, terme abstrait qui résulte de la réunion des caractères essentiels qu'on remarque dans les exemples particuliers. C'est ce que les humoristes ont désigné par les noms de *fièvres bilieuses*, *bilioso-inflammatoires*, *putrides*, *bilioso-putrides*, &c. Mais peut-on ne point reconnoître que ces divisions ont pour fondemens certains caractères primitifs, tantôt simples, tantôt combinés, qui sont liés à des lésions déterminées de certaines parties, et qui tiennent à un ordre particulier de symptômes? La méthode analytique apprend donc à saisir ces caractères communs, en écartant par une nouvelle abstraction les autres traits de dissemblance, et à former ainsi la distinction des genres primitifs. Eloignant donc toutes les vaines dénominations et les fausses idées d'une médecine humorale qui est si au-dessous de l'état actuel de nos connoissances, j'établis les six ordres de fièvres qui, dans leur état de simplicité ou par leurs diverses combinaisons, embrassent toutes les espèces de fièvres connues. 1°. *Fièvres angio-téniques*, marquées par une irritation fixée sur les tuniques des vaisseaux sanguins. 2°. *Fièvres meningo-gastriques*, dont le siége primitif est dans les membranes de l'estomac, du *duodenum* ou de leurs dépendances. 3°. *Fièvres adéno-meningées*, dont tous les symptômes indiquent une irritation des membranes muqueuses qui revêtent certaines cavités. 4°. *Fièvres adynamiques*, qui consistent dans un état d'atonie dont semblent frappées toutes les fibres musculaires. 5°. *Fièvres ataxiques*, qui manifestent une atteinte portée au principe des nerfs par une cause quelconque, physique ou morale. 6°. *Fièvres adéno-nerveuses*, dans lesquelles un principe contagieux et délétère a porté son atteinte sur les nerfs et sur les glandes, comme dans la peste d'Orient.

V. La division précédente est bien propre à éclairer la juste application qu'on doit faire au traitement des fièvres, des principes de la médecine expectante ou agissante, puisque les trois premiers ordres rentrent, en grande partie, sous le domaine de la première, et que les trois autres sont manifestement du ressort de la seconde. On n'en doit pas moins rendre hommage au génie de Stahl, qui, profondément nourri des maximes de la médecine grecque, et si riche d'ailleurs de son propre fonds, n'a pas moins montré sa supériorité dans la doctrine des fièvres que dans celle des maladies chroniques. Ce médecin qui, au talent d'écrire près et à la correction du style, semble avoir anticipé d'un siècle sur le mouvement que l'esprit philosophique ne peut manquer d'imprimer à la médecine, regarde la fièvre comme un acte vital qui dirige certaines forces, certaines sécrétions, pour expulser au-dehors des agens nuisibles; ce qui s'exécute avec ordre et avec une sorte de proportion, soit avec la quantité de matières qui doivent être éliminées, soit avec les voies qui doivent servir à les transmettre. Ces vues sont sans doute trop générales, mais bien propres à contrebalancer le plus terrible fléau de l'espèce humaine, l'aveugle routine, et l'art funeste d'entraver et de troubler la marche de la nature, quand il ne faudroit que l'observer et la diriger avec la plus sage retenue.

ORDRE PREMIER.

Fièvres Angio-téniques (inflammatoires).

VI. On sait ce que signifient, en physique, les termes *enflammer*, *prendre flamme* ; et quand on les applique au moral, pour indiquer les emportemens des passions, on s'entend encore. Mais quelle idée attacher à ces mots appliqués au sang qui circule dans nos vaisseaux ? et l'expérience n'a-t-elle point appris que jamais un fluide ne peut s'échauffer par son mouvement et le frottement qu'il éprouve dans des conduits quelconques ? Un esprit exact doit donc repousser ces mots vides de sens, *épais-*

sissement phlogistique du sang, couënne inflam-matoire, sang facile à s'enflammer, et autres expressions semblables qu'on n'a jamais analy-sées, et que l'école de Boerhaave semble avoir consacrées en ne cessant de les répéter. Que peut-on conclure de l'état du sang tiré des veines, et de la croûte qui se forme à sa sur-face par le repos, puisque, d'après les expé-riences les plus précises de Dehaën (*Rat. Med.* tom. I), et de plusieurs autres auteurs cités par Selle dans sa *Pyrétologie*, une foule de circons-tances peut rendre ces apparences trompeuses?

VII. Qu'il est difficile en médecine, même pour les hommes qui ont le plus de sagacité et de lumières, d'éviter toute espèce d'illusion dans l'observation des faits, de s'en tenir rigoureu-sement à la marche de la nature, sans y joindre quelque fiction d'une imagination prévenue, ou sans céder à l'autorité de quelque nom célèbre! Combien le grand exemple qu'Hippocrate a donné de cette sage réserve (premier et troi-sième livre des *Epid.*) est peu suivi! Sydenham croit voir une certaine diathèse inflammatoire dans la fièvre pestilentielle de Londres en 1665 et 1666; et dirigé par de simples analogies, il établit la nécessité des saignées répétées. Il croit retrouver le même caractère dans la fièvre va-rioleuse de 1668; et peut-être que cette manière de voir tient uniquement à la lecture et à la méditation des ouvrages de Botal, un des partisans les plus fanatiques de la saignée, et un des auteurs que Sydenham cite avec le plus d'éloge. Grant disserte très-longuement sur la constitution inflammatoire, sans rapporter aucun fait précis; et il répète, comme par écho, les expressions vagues et insignifiantes d'*épaississement inflammatoire ou morbifique du sang*, *d'état phlogistique du sang*, &c. sans oser former le moindre doute sur leur réalité. Pringle ne juge-t-il point sur parole, en mettant au nombre des fièvres inflammatoires les intermittentes printanières? La carrière des opinions en médecine est si illimitée, et celle des faits bien observés et bien discutés est si étroite, qu'on ne sauroit être trop circonspect sur le choix en matière d'érudition; et comment puis-je compter sur le caractère du premier genre (*continens inflammatoria*) de Selle, qui cite tour-à-tour Dehaën (1), Gesner, Huxham, Langrish, Sarcone, Pringle, Grant, Wintringham, &c. puisque le mot *diathèse inflammatoire* est une sorte de cri de guerre que

(1) Dehaën est un des médecins qui a donné le plus d'exemples d'une manière de voir obstinée et exclusive sur les fièvres de cet ordre, puisqu'il ne veut nullement reconnoître des fièvres bilieuses, parce qu'il s'étoit fortement prévenu contre l'émétique, et que les fièvres les plus fréquentes lui paroissent être ou inflammatoires ou putrides. Mais je reviendrai sur cet objet dans l'ordre suivant.

ne cessent de répéter presque tous les disciples de Boerhaave, et les hommes les plus faits pour penser par eux-mêmes ?

VIII. La nomenclature en histoire naturelle, (car la médecine n'en est qu'une branche) doit porter sur les caractères extérieurs des objets, et non sur les produits arbitraires de l'imagination : or les signes précurseurs de ce qu'on appelle vulgairement fièvre inflammatoire générale, sont connus, sont manifestes aux sens, et ils ont été observés dans tous les siècles et dans tous les climats. Embonpoint succulent ou état pléthorique, face colorée, pouls fort et développé, sueurs copieuses, mais sans odeur fétide au moindre mouvement, sentiment général de pesanteur, lassitudes spontanées et sans cause connue, engourdissement des membres, exercice du corps pénible et difficile, somnolence. Les causes éloignées de cet état sont la suppression de quelque évacuation sanguine, soit saignée habituelle, soit une hémorragie quelconque; l'époque de la première menstruation ou des obstacles particuliers à son libre cours, un état de grossesse, le passage brusque d'une vie laborieuse à un état sédentaire, des excès d'intempérance, une constitution pléthorique (1) ou

----

(1) Ce tempérament, dont plusieurs hommes offrent des exemples plus ou moins prononcés, est en général marqué par une habitude du corps athlétique, le coloris

tempérament sanguin, la saison rigoureuse du froid, la jeunesse ou l'âge adulte. C'est le concours plus ou moins nombreux ou varié des circonstances précédentes qui forme la disposition

---

du visage, la gaîté, le goût dominant des plaisirs, l'insouciance, &c. Mais pour écarter toute idée des théories galéniques sans cesse renouvelées sous toutes les formes, sans aucun progrès pour la médecine; et pour qu'on ne puisse point soupçonner encore un inutile essor de l'imagination, je choisis dans l'histoire ancienne un exemple du plus haut degré de développement de cette constitution originaire : je parle de Marc-Antoine, dont le caractère est peint par Plutarque avec tant de vérité et de philosophie; explosion la plus violente de la fougue des sens à l'époque de la puberté, liaisons intimes avec les hommes les plus corrompus, prodigalités immenses en festins et en débauches, vaines précautions de ses parens de le faire voyager en Grèce, siége brillant des sciences et des beaux-arts, tiédeur ou dégoût pour les jouissances pures de l'entendement et asservissement aux passions les plus avilissantes, barbe noire et épaisse, nez aquilin, front large, visage coloré, habitude du corps athlétique et digne d'un prétendu descendant d'Hercule, affectation de tirer vanité de cette origine, attrait puissant pour la licence et le tumulte des camps, humeur joviale et pleine de jactance, valeur bouillante dans un jour de combat, mais inconstante mobilité et écarts fréquens de la carrière de l'ambition et de la gloire, enfin le sacrifice éclatant et sans cesse renouvelé de la conquête du monde aux orgies de la voluptueuse Cléopâtre et à la dépravation des mœurs asiatiques.

plus ou moins prochaine à la fièvre inflammatoire, ou qui lui donne plus ou moins d'intensité, quand elle est déterminée par l'action d'une
cause irritante, comme l'abus des spiritueux,
des veilles prolongées, l'ardeur du soleil, un
changement brusque dans la température de
l'air, un emportement de colère, &c. Mais le
rapprochement, soit des signes précurseurs,
soit des causes de cette fièvre, n'indique-t-il
point, outre une distension de plénitude ou de
surabondance de sang, une excitation primitive
des forces organiques du système vasculaire,
comme le rappelle le terme *angio-téniques*, que
je donne à ces fièvres, et comme le confirme
ultérieurement l'histoire de ses symptômes?

IX. L'art d'apprendre et d'acquérir des connoissances solides, n'est-il pas le même que celui
de découvrir des vérités nouvelles? Et que sert
de commencer d'abord par des notions abstraites
ou des points de vue généraux, si on ne remonte
aux faits particuliers qui ont servi de base aux
auteurs mêmes? On a beau répéter avec Stoll
les caractères génériques de la fièvre inflammatoire, et dire que son invasion est presque subite, que le pouls est fort dur et fréquent, que
la face est rouge et animée, que la chaleur n'est
point mordicante au toucher, &c. n'est-ce point
surcharger inutilement sa mémoire, et répéter
les objets sur parole, plutôt qu'acquérir des

idées exactes et précises, ou cultiver son jugement? Mais qu'on ait attention, avant de lire
ces résumés généraux, de remonter aux histoires particulières de la fièvre inflammatoire,
qui sont rapportées par divers auteurs; qu'on
remarque les caractères de la fièvre d'un homme
de trente ans dont parle Galien (*Methodus
med.* lib. IX); qu'on y joigne la lecture réfléchie des observations particulières rapportées
par Forestus (*Observat. et Curat. med. de fe-
bribus*), sous le titre de fièvre éphémère ou de
synoque; qu'on en vienne ensuite aux faits rapportés par Hoffman (*de Febre Sinocha*), et qu'on
les rapproche, soit de l'exemple particulier que
donne Stahl de cette fièvre (*Collegium Casuale*),
ou de ceux que Weisz rapporte (*Pyretologiæ
practicæ tentamen*), et alors on verra clairement,
soit les diverses circonstances propres à la produire, soit les loix générales qu'elle suit dans sa
marche et sa terminaison; et c'en est d'ailleurs
assez pour répondre aux vains reproches faits à la
médecine, d'être une science purement conjectu-
rale et sans aucun fondement solide. Mais ce n'est
là encore qu'un acheminement vers le but qu'on
doit se proposer; et ne faut-il point s'exercer
soi-même à recueillir des histoires particulières
de cette fièvre, ainsi que de celles des autres
ordres, au lit des malades, en tenant des journaux exacts de leurs symptômes et de leur

marche ? Un dessinateur qui se borneroit toujours à faire des copies, parviendroit-il à connoître les finesses de son art ; et ne seroit-il pas toujours réduit au rang le plus subalterne ?

X. Les caractères généraux et les particularités de la marche des fièvres inflammatoires, heureusement saisis par Piquer, dans son *Traité des Fièvres* (art. *Synoque*), dispositions à les contracter : un tempérament sanguin, l'adolescence ou l'âge adulte, l'état pléthorique, la bonne chère : la fièvre alors facilement développée par quelque exercice violent, une passion forte ou emportement de colère, un excès d'intempérance ; invasion inopinée sans un sentiment de froid ni tremblement, mais quelquefois avec une sorte d'évanouissement, trouble de la vue ou vertiges, chaleur halitueuse, c'est-à-dire avec vapeur ou moiteur ; pouls fréquent, dur et élevé ; visage du malade fortement coloré, battemens très-développés des artères temporales, les yeux larmoyans, céphalalgie violente, insomnie, langue humectée et soif médiocre. Vers le quatrième jour ces symptômes augmentent quelquefois, et alors urines rouges et épaisses, douleur de tête extrême, langue sèche et soif incommode ; et lorsque la maladie est parvenue au plus haut degré, anxiétés, difficulté de respirer, délire plus ou moins violent, et peu après tous les signes d'une heureuse terminaison de la maladie, soit par une sueur copieuse et générale, soit par une hémorragie du nez, de la matrice, ou par les hémorroïdes. Quelquefois aussi, au lieu de cette solution favorable, la fièvre angio-ténique se change, durant son cours, en inflammation locale, en péripneumonie, en frénésie ou en fièvre intermittente. D'autres fois, les symptômes prennent toute l'intensité dont ils sont susceptibles les quatre premiers jours, et ils vont ensuite en déclinant, en sorte que la terminaison de la maladie a lieu le septième jour ; ce qui semble constituer une autre sorte de fièvre synoque ou inflammatoire simple : mais si la vigueur des symptômes se maintient encore après le septième jour, son cours entier sera de onze ou de quatorze jours ; et c'est ce que j'ai souvent vu moi-même aux infirmeries de la Salpêtrière, dans les fièvres inflammatoires dont sont quelquefois attaquées les jeunes filles à l'approche de leur première menstruation, ou lorsque des causes accidentelles ont supprimé leur évacuation périodique.

XI. Un concours rare de circonstances peut donner la plus grande intensité à la fièvre inflammatoire ; et tel est l'exemple que rapporte Stahl (*Collegium casuale*) d'un jeune homme de vingt-cinq ans, robuste, d'une constitution pléthorique, accoutumé à des exercices pénibles, sujet dans sa jeunesse à des hémorragies du nez,

et ramené depuis quelques mois à une vie peu
active et à la boisson des liqueurs spiritueuses.
Galien rapporte (*Method. med.* lib. IX.) un
exemple de la même fièvre, qu'on peut mettre
au niveau du précédent pour l'intensité des
symptômes ; c'étoit un jeune homme de trente
ans, qui, après avoir depuis long-temps sus-
pendu ses exercices ordinaires, les avoit brusquement repris ; son pouls étoit égal, fréquent
et développé, sa face pleine et rubiconde, &c.
Galien réussit en faisant saigner jusqu'à défaillance, et Stahl, en se bornant à la méthode
d'expectation. L'exemple de témérité qu'a donné
Galien, a fait peut-être des maux incalculables ;
car, en médecine, les neuf dixièmes de ceux
qui l'exercent, marchent automatiquement sur
les traces des hommes d'un grand nom ; d'un
autre côté, il n'y a que des observateurs éclairés
et doués d'un jugement très-sain, qui puissent
apprécier la sage retenue de Stahl, dont il développe d'ailleurs si bien les principes dans ses
notes sur la satire d'Harvée qui donne par dérision le titre de *lanio-doctores* aux médecins,
toujours prêts à faire couler le sang dans le traitement des maladies. J'ai quelquefois observé la
fièvre inflammatoire au plus haut degré, sur-
tout dans les infirmeries des prisons de Bicêtre,
où les détenus, soit par ennui, soit pour s'étour-
dir sur leur malheureux sort, se livrent quel-

quefois à des excès habituels ; et ce n'est que dans quelques cas extrêmes où l'affection inflammatoire se dirigeoit sur la tête ou la poitrine, et produisoit quelque symptôme grave et dangereux, que j'ai fait pratiquer une ou, tout au plus, deux saignées modérées : mais, dans le plus grand nombre de cas, je m'en suis abstenu. Des boissons délayantes et tiédes, le libre accès de l'air dans toutes les saisons, et l'éloignement de toute cause physique ou morale propre à produire un surcroît d'irritation, ont suffi, et la maladie s'est terminée dans des périodes si connus et si souvent observés, qu'il est superflu d'en joindre ici de nouveaux exemples.

XII. La haute faveur qu'a acquis la pratique de la saignée dans ce siècle, même parmi les médecins du plus grand nom, ne tient-elle pas manifestement à l'espèce de prestige que le nom célèbre de Boerhaave et l'éclat de son système mécanique ont exercé sur les esprits ? et n'est-ce point une raison de plus pour l'homme qui veut conserver la liberté de la pensée, de soumettre cette pratique à une discussion sévère ? La théorie de la pléthore est sans doute favorable aux principes de l'école de Leyde, qui veut que, *par une surabondance de sang, les vaisseaux ne puissent plus éprouver une distension ultérieure ; que l'embarras augmente par l'accès continuel d'un chyle succulent ; que les tuniques des vaisseaux*

*recevant une trop forte impulsion, réagissent à leur
tour sur le liquide contenu, et que de cette action et
réaction réciproque naisse la fièvre inflammatoire.*
Mais combien cette application frivole de la
physique s'éloigne des loix générales de l'économie animale ! Suivons l'histoire rigoureuse
des faits. La disposition à cette fièvre peut s'annoncer d'avance par une foule d'anomalies de
l'action nerveuse ; douleurs de tête vagues et
périodiques, vertiges, tintement d'oreilles, scin-
tillation de la vue, sommeil agité ou comateux,
rêves effrayans, bouffées de chaleur après avoir
pris des boissons tiédes ou spiritueuses, ou bien
après le moindre exercice, douleurs vagues et
pungitives au tronc et aux membres, difficulté,
répugnance à se mouvoir, sorte de stupeur dans
les fonctions de l'entendement, respiration difficile, avec un sentiment particulier d'anxiété
dans la région précordiale, tendance à la sueur,
couleurs de la face variables, &c. Que dans ces
circonstances une cause quelconque, physique
ou morale, vienne irriter le système nerveux,
il s'établit aussi-tôt une réaction vive et générale du système vasculaire, et cette sorte d'excitation angio-ténique, devenue plus ou moins
intense, suivant les circonstances, est accompagnée de la succession des symptômes énoncés
ci-dessus, a ses périodes réguliers et ses terminaisons distinctives, en un mot, une marche qui

la caractérise, et qui doit empêcher tout observateur éclairé de la confondre, quand elle est
simple, avec une fièvre d'un autre ordre, ou qui
doit la faire reconnoître aussi-tôt dans ses complications diverses.

XIII. Ce ne sont point les écrits qui man-
quent en médecine; nous sommes, au contraire,
encombrés par leur immensité : c'est le bon goût,
c'est la saine critique qu'il faut cultiver pour
parcourir avec sûreté les sentiers tortueux de
l'érudition médicale. Je cherche des idées claires
dans ce que dit Sauvages sur la fièvre éphémère pléthorique, et cet auteur ne m'entretient
que d'une puérile application du calcul, *de raison directe des alimens, et inverse des évacuations, de la comparaison du nombre des pulsations de l'artère, à jeun et après le repas,* &c.
C'est bien pire lorsqu'il dit ailleurs que la chaleur de la fièvre éphémère est en raison *composée de la raison simple de la quantité des
particules ignées et alkalines, de la densité des
fluides et de la tension des solides, et en raison
doublée de la vélocité avec laquelle les fluides et
les solides se heurtent mutuellement.* D'un autre
côté, un auteur très-moderne d'un Traité pro-
lixe sur les Fièvres, se perd en savantes divagations sur la fièvre éphémère, sur la fièvre
éphémère prolongée, et sur la fièvre inflammatoire générale. Il évite sans doute l'écueil des

théories mécaniques ; mais n'est-il pas d'une obscurité impénétrable ? et s'entend-il lui-même lorsqu'il dit que, *dans la fièvre inflammatoire générale, l'affection maladive dont le principe de vie est atteint, s'exprime dans la masse des humeurs et dans une inflammation locale, cette affection maladive s'exprime sur les sucs nourriciers de la partie qui est le sujet de l'inflammation ?* Avec combien plus d'avantage l'esprit de recherche pourroit s'exercer sur des objets utiles et propres à éclairer la nature de la fièvre inflammatoire, recueillir des faits précieux, par la comparaison de l'histoire des peuples du nord avec ceux du midi, des hommes qui habitent les montagnes avec ceux qui sont relégués dans les lieux marécageux, de l'âge tendre avec l'adolescence ou l'âge adulte, de la vie inactive et sédentaire des citadins avec les travaux pénibles des gens de la campagne, des excès d'intempérance habituels avec la régularité des mœurs, &c. Tout ce qui tient à l'histoire de l'homme ne sert-il point à éclairer la médecine, ou plutôt ne rentre-t-il point dans son domaine ?

XIV. Il est superflu de revenir ici sur l'inexactitude qu'il y a de renfermer les phlegmasies dans l'ordre ou le genre des fièvres inflammatoires générales ou synoques ; quelques efforts qu'ait fait un auteur moderne, par de savantes discussions, pour montrer leurs analogies, et

quoique Selle, un des pyrétologues les plus justement estimés, regarde les phlegmasies comme
une complication de la fièvre inflammatoire
avec une inflammation locale. C'est même en
cela que ce dernier offre un exemple des écarts
et de la confusion qu'on introduit dans la classification des maladies, quand on ne prend point
pour guide la méthode analytique, et qu'on ne
fixe point d'abord avec précision le vrai caractère des maladies, considérées dans leur état de
simplicité primitive, puisqu'il est forcé de regarder comme simple la fièvre bilieuse-inflammatoire. Une inexactitude en a entraîné une
autre; c'est celle de la synonymie que donne cet
auteur, et sur laquelle j'ai déjà fait quelques remarques critiques. Sur quels fondemens Selle
donne-t-il le titre de maladie inflammatoire à la
fièvre bilieuse de Lausanne, décrite par Tissot;
à la fièvre rémittente, observée par Pringle; et
sur-tout à la fièvre synoque non putride, sur
laquelle Grant disserte si vaguement, sans lui
assigner aucun caractère précis, et sans paroître
avoir eu d'autre but que d'enlever à Huxham la
gloire d'avoir décrit le premier la fièvre lente
nerveuse? Mais c'est avec raison que Selle donne
le titre de fièvre bilieuse-inflammatoire à la
fièvre rémittente épidémique de 1745, décrite
par le docteur Home, comme on peut facilement
s'en convaincre, en rapprochant les caractères

du Genre premier avec ceux du Genre second, puis comparant ce résultat avec la succession des symptômes et la terminaison de cette fièvre rémittente. Un autre exemple frappant de complication de la fièvre inflammatoire, est l'épidémie qui régna en 1729, et qui est décrite par Hoffman, sous le nom de *synoque catharrale*, puisque son invasion subite et violente sans frissons ni tremblemens, sa continuité sans aucune rémission, sa terminaison par des sueurs ou des hémorragies, &c. indiquent des affinités évidentes avec l'ordre des fièvres inflammatoires ou angio-téniques. Je donne ces exemples pour faire voir combien il faut se garder de se payer de mots en médecine, et de donner le titre d'inflammatoire à certaines fièvres, comme l'ont fait des médecins d'un mérite d'ailleurs le plus distingué, en ne jugeant que sur de légères apparences, ou d'après des opinions hypothétiques puisées dans les écoles.

XV. Le même esprit d'analyse qui me fait remonter à la considération des maladies dans leur état de simplicité, et laisser au lecteur l'avantage de les reconnoître dans leurs complications innombrables, me servira encore de guide pour simplifier le traitement des fièvres inflammatoires, et écarter l'étalage spécieux des formules ou d'autres moyens actifs et souvent perturbateurs. Autre excès opposé, dira-t-on,

innovation dangereuse. Je ne répondrai point
par les résultats de mes observations, qu'on
pourroit attribuer à une imagination prévenue;
mais je vais répéter les principes d'un des médecins les plus sages et les plus connus de ce siècle.
« Il y a des maladies où on peut prendre pour
» règle que, pourvu qu'on ne permette point
» aux forces vitales de pécher par excès ou par
» défaut, et qu'on prescrive un régime conve-
» nable, la matière morbifique subit une élabo-
» ration spontanée, et est ensuite éliminée par
» une crise naturelle. Telles sont toutes les ma-
» ladies inflammatoires vraies qui de nos jours,
» comme du temps d'Hippocrate, sont soumises
» à cet ordre régulier, comme peut l'observer
» tout homme qui, pénétré des maximes du père
» de la médecine, sur la nature et le traitement
» de ces maladies, n'agit point avec témérité et
» à contre-temps, ne provoque aucune évacua-
» tion, mais emploie les délayans les plus doux
» sous toutes les formes, et se borne à faire pré-
» céder la saignée, si cela est nécessaire; ce qui
» est très-rare. Il ne cherchera point à débar-
» rasser le cerveau, la poitrine et les autres vis-
» cères d'un prétendu sang inflammatoire, par
» l'émétique, les purgatifs, les diurétiques, les
» sudorifiques, ni à fondre par des résolutifs âcres
» les humeurs épaissies par des oscillations trop
» vives des solides. J'ai toujours vu avec une

» admiration mêlée de plaisir, ces changemens
» critiques qui arrivent dans des périodes déter-
» minés, ou qui s'écartent très-peu de l'ordre
» établi par Hippocrate ; mais il est vrai que je
» ne les ai jamais observés qu'en me livrant à
» la méthode d'expectation , et c'est celle que
» j'ai souvent suivie, étant bien persuadé que
» c'est agir quelquefois en médecin très-habile,
» que de ne prescrire aucun médicament (1) ».

XVI. On a donc un choix à faire pour les
principes du traitement de la fièvre inflammatoire, et ce choix n'est point difficile pour tout
homme doué d'un jugement sain. D'un côté,
Hippocrate, Stahl et un petit nombre d'observateurs exacts, et faits pour approfondir leurs
écrits ou étendre leurs vues, ne considèrent
dans la marche de cette fièvre que le développement libre et régulier des loix de l'économie
animale pour la conservation de l'individu ; ils
respectent en général cette marche, et se bor-
nent à calmer, dans certains cas, tout symptôme
trop violent et propre à devenir dangereux,
comme une chaleur intolérable, une céphalalgie
très-violente, ou une oppression extrême de la
poitrine, &c. D'un autre côté, des médecins
d'un grand nom, mais pleins de prévention,
ou bien une tourbe innombrable et bornée aux

____

(1) *Historia feb. Epid. Lausanensis , aut. Tissot.*

idées grossières d'*obstruction*, *d'épaississement morbifique du sang*, pensent avoir tout à combattre dans cette fièvre, comme si la nature étoit inerte ou dans un état constant d'aberration; ce ne sont que saignées copieuses et répétées, comme si le sang étoit devenu un principe de destruction qu'il faut éloigner. Brown, dans ces derniers temps, né avec un esprit frondeur, et jaloux d'être chef de secte et de rabaisser les ressources de la nature pour faire mieux admirer les siennes propres, ou plutôt toujours fidèle à sa méthode de mutiler et de tronquer l'histoire des maladies pour les assortir à son système, assimile la fièvre inflammatoire à la frénésie; et négligeant ce qui fait le caractère essentiel de l'une et de l'autre, il ne les considère que sous le rapport général d'un excès de forces vitales. Le seul objet à remplir, suivant lui, est de faire cesser cet excès, de réitérer les purgatifs, de verser le sang à grands flots, d'employer l'action débilitante du froid, à l'intérieur par des boissons froides, et à l'extérieur par l'impression de l'air atmosphérique, comme si la guérison étoit un effet exclusif de ces moyens suprêmes. Si Frank, médecin de l'hôpital clinique de Pavie, et partisan zélé de la médecine de Brown, n'eût adopté de ce dernier que ce qui tend à simplifier le traitement des maladies inflammatoires, et qu'il eût hautement revendiqué les droits de la nature et écarté tout esprit d'exagération, n'eût-il pas donné une preuve plus éclatante d'un esprit éclairé et d'un jugement solide? mais on le voit, au contraire, embrasser aveuglément tous les principes du médecin écossais. Même oubli, ou plutôt mépris affecté pour la médecine hippocratique; même négligence d'une description exacte des maladies, même confiance aveugle dans des moyens très-souvent indifférens et inutiles, et d'autres fois dangereux par leurs excès. C'est, en outre, un exemple frappant de renversement de la méthode suivie dans toutes les parties de l'histoire naturelle, où on s'élève graduellement des faits particuliers aux vues générales, puisqu'on voit dans l'ouvrage de Frank (*Ratio instituti clinici Ticiniensis, an. 1797*) les faits observés dans un hôpital clinique, subordonnés à l'esprit de systême, et forcés, pour ainsi dire, de se plier à des suppositions arbitraires.

XVII. Macbride admet une fièvre rémittente inflammatoire, et Pringle regarde comme fièvres inflammatoires mixtes les fièvres intermittentes du printemps; dois-je les croire sur parole, et admettre aveuglément avec eux une prétendue diathèse inflammatoire qui s'unit avec ces divers types?

XVIII. GENRE PREMIER. *Fièvre synoque simple ou angio-ténique continue.* Ses causes, ses

signes précurseurs exposés en détail (XII) ci-
dessus. Ses traits caractéristiques fixés avec autant de précision que de justesse, par Stoll,
dans ses *Aphorismes sur les Fièvres*, sous le
titre de *fièvre inflammatoire*. Son invasion quelquefois subite, et avec peu de signes avant-
coureurs ; le plus souvent sans aucun sentiment
de froid (c'est à tort que Stoll le dit très-violent),
chaleur continue, pouls fort, dur et fréquent,
mais avec des alternatives de dépression s'il se
déclare une douleur fixe dans quelque partie ;
face rouge et très-animée, éclat de la vue, douleur et tension des paupières, insensibilité de
l'odorat, langue blanchâtre ou rouge, mais cependant humectée, excepté lorsque la maladie est
très-grave et de longue durée, soif vive, céphal-
lalgie, douleurs des lombes et sentiment de lassitude, sommeil court et agité par des rêves, ou
bien somnolence continuelle avec des objets de
terreur, sur-tout dans l'âge tendre ; à ce période de la vie, ainsi que dans des sujets très-
irritables, légers mouvemens convulsifs ou soubresauts des tendons, délire par intervalles ou
même frénésie, constipation ou déjections rares,
mais chaleur halitueuse, urine peu abondante
et fortement colorée. La plus longue durée de
cette fièvre est de sept à quatorze jours ; elle est
aussi quelquefois éphémère, et peut alors se
prolonger jusqu'à trois ou quatre jours ; ses ter-

minaisons les plus ordinaires sont par des sueurs ou quelque hémorragie. Elle se termine plus rarement par des urines critiques, par des déjections ou un abcès au-dehors. Dans quelques cas d'extrême violence des symptômes, la nature est sujette à des écarts, et peut produire, soit une métastase, soit un abcès interne.

Les principes généraux du traitement exposés et discutés ci-dessus, en traçant les caractères de l'ordre.

ORDRE SECOND.

Fièvres Meningo-gastriques (Bilieuses).

XIX. On peut citer comme un rare modèle de confusion et de savante obscurité la doctrine de ces fièvres, puisée dans la foule immense de *Traités généraux de Médecine ,* ou dans les ouvrages de *Nosologie.* Leurs descriptions générales et les dénominations qu'elles ont reçues, sont également propres à induire en erreur. Vaine redondance d'explications Galéniques, objets dégoûtans de bile, de saburre et de saletés gastriques tour-à-tour mises en jeu, ou bien prévention contraire et obstination à ne voir par-tout, comme l'a fait Dehaën, que des fièvres putrides ou inflammatoires ; complications avec d'autres affections qui font disparoître leur ca-

ractère essentiel, usage vain de formules données
à contretemps ou de médicamens composés, dont
l'action ne peut être déterminée ; symptômes
accessoires, plus souvent dûs à des moyens perturbateurs qu'à la marche de la maladie. Que
d'obstacles difficiles à vaincre, si on ne suit la
marche immuable de l'esprit d'analyse ! Sauvages
a assez prouvé les écarts où peut entraîner toute
autre méthode ; la synonymie qu'il donne de ces
fièvres, et les prétendues désignations du caractère, des genres et des espèces, indiquent une vacillation qui ne peut qu'égarer le lecteur. Ces
fièvres peuvent paroître sous les divers types
d'intermittente, de rémittente ou de continue :
et dès-lors leurs genres naturels sont disséminés
dans différens ordres de la division systématique
de ce Nosologiste, et des espèces disparates sont
faussement rappelées à un même genre.

XX. Personne n'a plus vivement senti tous
les vices de la distribution des fièvres bilieuses
par Sauvages, que Selle dans sa *Pyrétologie*,
et personne n'a fait des efforts plus laborieu-
sement combinés pour faire un tableau régulier et lumineux de ces fièvres, les plus fréquentes de toutes celles qu'éprouve l'espèce
humaine ; mais le plan qu'il a suivi en général dans cet ouvrage, en introduisant dans
sa distribution les diverses complications des
fièvres, l'ont forcé d'admettre comme genres

simples la fièvre bilieuse – inflammatoire et la
fièvre bilieuse – putride, qui sont très – loin de
cet état de simplicité primitive ; et il a d'ailleurs
fait un troisième genre des fièvres pituiteuses,
qui ont un caractère si particulier, et qui forment si visiblement un ordre naturel ; dès–lors
rien n'est plus vague et plus incertain que les
caractères de l'ordre des fièvres bilieuses, qu'il
fait consister dans la rémission et l'exacerbation
des symptômes fébriles, et dans une sorte de
proportion entre la nature de ces symptômes
et les causes manifestes qui ont donné lieu à la
fièvre. Pourquoi d'ailleurs détourner le mot *ré-
mittent* de son acception ordinaire et précise,
qui est de joindre à l'idée de fièvre continue,
celle du retour périodique des paroxysmes en
froid et en chaud, du moins pendant la plus
grande partie de la maladie ? car, au déclin des
fièvres rémittentes, souvent le froid n'a point
lieu. Est–il d'un esprit exact de ne voir jamais,
à l'exemple des Galénistes, d'autre cause maté-
rielle de la fièvre que la bile, de la supposer
arbitrairement, tantôt épanchée dans l'estomac
et les intestins, tantôt combinée dans les premières voies avec une prétendue pituite ; quelquefois transmise dans le torrent de la circulation, et produisant des symptômes nerveux
diversifiés, sans aucune tendance de retour vers
les premières voies ; d'autres fois, dans un état

de mobilité ou de turgescence que des évacuations par haut ou par bas rendent manifeste ? N'est-ce point-là prêter à la marche de la nature les illusions de l'imagination ? et que doit-on penser de l'empire de l'habitude en médecine sur l'usage automatique de certaines expressions vides de sens, lorsqu'un homme d'un mérite aussi distingué que Selle en laisse encore voir des traces ?

XXI. Une marche plus sûre, c'est-à-dire l'histoire sévère des symptômes de la fièvre bilieuse, sans aucune de ces explications gratuites qui fourmillent dans les auteurs, se rapproche plus du caractère de la médecine d'observation, et de la méthode générale maintenant adoptée en histoire naturelle. On peut prendre une idée juste et précise de ces fièvres, dans une foule de descriptions d'épidémies, à compter depuis Hippocrate (*Epid. lib. I, constit. 3ᵃ.*) jusqu'à Stoll (*Ratio Med. feb. æstiva, 1777*). Mais pour partir d'un terme de comparaison, ou plutôt pour établir le caractère primitif de cet ordre de fièvres, je vais décrire les formes simples qu'elles ont prises dans diverses épidémies, et observées avec la plus grande exactitude en Suisse, en Allemagne, en France ; j'examinerai ensuite ce qui les distingue dans les pays très-chauds, comme l'Espagne, l'Italie, la Grèce, l'Amérique, les Indes orientales. Les trois épidémies dont je

parle sont, 1°. celle de Lausanne (*Historia Epi-
demiæ biliosæ Lausanensis , ann. 1755 , aut.
Tissot*) ; 2°. celle qui régna dans le comté de
Tecklenbourg , *ann. 1776 et suiv. (De Morbis
biliosis , &c. aut. Finke*) ; 3°. celle qui eut lieu
en France l'an 3e de la république , et que j'ai
observée dans la maison nationale de Bicêtre et
aux environs. L'ouvrage de Finke a l'avantage
d'offrir la description de la fièvre , considérée
d'abord dans son état de simplicité , puis avec
ses complications et ses anomalies. Ces trois épidémies se sont d'ailleurs manifestées pendant des
étés d'une chaleur intense et prolongée.

XXII. *Signes précurseurs.* Lassitudes spontanées , douleur dans les membres qui s'accroît
vers la nuit , frissons par intervalles , tension
gravative et incommode vers la région de l'estomac , dans plusieurs points des douleurs de tête ,
dans quelques autres douleurs légères , dans un
petit nombre de douleurs très-vives , tantôt au
front , tantôt au sommet ; rapports continuels
et nidoreux , langue sale et avec des mucosités
plus ou moins tenaces , d'une couleur blanche
et quelquefois jaunâtre ; anorexie , nausée ou
efforts de vomissement , constipation dans les
uns , diarrhée dans les autres , pouls foible , quelquefois fréquent , nuits agitées , avec des sur-
sauts , sur-tout aux premiers momens du sommeil , pâleur de la face, &c. Les malades restoient

ainsi plus ou moins de jours dans un état douteux
de santé, plongés dans une tristesse mélanco-
lique, et souvent sans vouloir discontinuer leurs
occupations ordinaires. — *Invasion de la fièvre.*
Elle étoit excitée par une terreur, un emportement, des affections tristes, un refroidissement
du corps, des travaux pénibles, des laxatifs trop
prodigués, des saignées pratiquées hors de propos ; quelquefois aussi la fièvre se déclaroit par
une disposition interne inconnue, ou bien par
une sorte de contagion, dans les maisons où il
y avoit déjà plusieurs malades dans un état de
malpropreté. En général, la fièvre marquée
par des alternatives de frissons et de chaleur,
sueur ou nulle ou légère au commencement, et
bornée à une partie ou bien générale, mais point
critique ; augmentation de la diarrhée ou de la
constipation, si l'une ou l'autre avoient eu lieu
précédemment ; exaspération des affections gastriques, plus grande aversion des alimens, des
efforts de vomissement plus répétés, anxiétés
plus marquées, insomnies ou momens passagers
de sommeil troublés par des terreurs, soif vive et
desir de boire de l'eau froide ; quelques malades
très-soulagés par un émétique ou quelques laxatifs ; d'autres sentoient leur état empirer, et s'ils
éprouvoient une constipation opiniâtre, il s'y
joignoit d'autres symptômes, comme des douleurs vives des membres et du dos, des anxié-

tés, des veilles incommodes ou un état de somnolence, le délire, la surdité; la langue étoit
sèche, avec une teinte jaunâtre ou d'une couleur
foncée et couverte d'une mucosité très-tenace.
Lorsqu'au contraire une diarrhée symptomatique avoit lieu depuis plusieurs jours, les douleurs à la surface du corps étoient légères, mais
celles de la tête très-vives; de-là, plus de tendance à la frénésie, une soif plus ardente, des
douleurs de colique, une urine très-variable,
des déjections liquides écumeuses, vertes, noirâtres et d'une extrême fétidité; heureux présage si une hémorragie du nez avoit lieu du quatrième au septième jour, si l'émétique, après
avoir fait rendre des matières bilieuses ou ver-
dâtres, faisoit cesser les anxiétés sans retour,
si la matière des déjections étoit plus moulée
ou bien si l'urine étoit chargée de sédiment vers
le quatorzième jour, &c. Il est facile de connoître par opposition les symptômes d'un mauvais augure. Ceux que Tissot fait remarquer
comme propres à caractériser le degré de la maladie le plus grave et le plus dangereux, tels
que le météorisme du ventre, les soubresauts
des tendons, les anxiétés extrêmes, la perte
de connoissance, des déjections involontaires,
l'éruption des pétéchies, la langue sèche, noire
et vacillante, un tremblement universel, &c.
n'indiquent-ils point une fièvre putride? et,

en bonne logique, ne faut-il point les rapporter à l'*Ordre V*, pour éviter des notions confuses? La remarque que fait le même auteur sur la correspondance des paroxysmes les jours alternatifs, en conservant ainsi une sorte de type de la fièvre tierce ou plutôt double-tierce, rentre bien mieux dans la marche générale de la fièvre bilieuse.

XXIII. La constitution bilieuse ou meningo-gastrique de l'an 3 de la république, se rapproche, par le plus grand nombre de points fondamentaux, de celle que je viens de rapporter; mais comme d'ailleurs des affections de cette nature, fébriles ou non, règnent toujours avec plus ou moins de fréquence dans les hospices, et que je les ai observées dans ces lieux depuis plus de cinq années, dans différentes périodes de la vie, depuis l'enfance jusqu'à la vieillesse, dans leurs divers degrés de développement, depuis le plus simple embarras gastrique, avec perte de l'appétit, jusqu'au plus haut degré de fièvre, et avec les exacerbations les plus vives, je vais me borner à indiquer les divers extrêmes entre lesquels les symptômes semblent balancer. L'intensité plus ou moins grande, ou le concours des causes déterminantes, la force ou la foiblesse de la constitution, une sensibilité plus ou moins propre à être excitée; c'est-là l'origine des grandes variétés de la fièvre bilieuse. Le sentiment du froid au début, borné à un simple frissonnement, ou porté jusqu'aux tremblemens et aux secousses les plus violentes du tronc et des membres ; l'enduit blanchâtre de la langue peut s'offrir dans tous les degrés intermédiaires, jusqu'à la formation d'une croûte épaisse et noirâtre : on ne ressent quelquefois qu'un léger resserrement spasmodique dans la région de l'épigastre ; d'autres fois, cette partie est portée à un degré de tension douloureuse et de sensibilité qui semble avoisiner un état de phlegmasie ; douleur de tête, tantôt légère et simplement gravative, tantôt d'une violence extrême et avec des élancemens qui font pousser les hauts cris. Même graduation dans les divers individus, pour la soif et la sécheresse de la peau ; le sentiment de chaleur peut aller jusqu'à celui d'une ardeur intolérable, l'inquiétude et les agitations jusqu'aux anxiétés de l'abattement et du désespoir : le défaut de liberté du ventre a eu quelquefois pour dernier terme la constipation la plus opiniâtre, et d'un autre côté le dévoiement s'est rapproché d'autres fois des diarrhées colliquatives du *cholera morbus*, avec les douleurs de colique les plus vives. Cet ensemble de symptômes, si variables pour l'intensité, ne peut-il pas répandre quelques lumières sur l'ordre de ces fièvres ? et faudra-t-il toujours se borner à répéter, comme par écho, le nom de saburre et de bile épanchée, ou plutôt ne point remonter à l'état antérieur d'irritation

que doit avoir éprouvé le système gastrique,
pour avoir donné lieu à ce vice ou à cette surabondance de sécrétion ? Mais comment rendre
manifeste cet état, soit de la vésicule du fiel et
de ses conduits, soit des membranes des premières voies? sera-ce par l'ouverture des corps ?
Mais on ne succombe presque jamais que dans
des fièvres bilioso-putrides; et alors quel parti
tirer de l'état de ces parties membraneuses pour
éclaircir le vrai siége de la fièvre simplement
bilieuse ? Que conclure aussi des ouvertures
des corps, rapportées par Borelli, Bonet, Bian-
chi, &c. ? La mort ne produit-elle pas le changement le plus notable dans l'état physique des
parties, et le plus souvent peut-elle y laisser des
traces des altérations antérieures de la sensibilité
et de l'irritabilité ? Ne sait-on point combien
une cause stimulante qui échappe aux sens peut
agir vivement sur les fibres musculaires, et les
nerfs de l'estomac et des intestins, et donner
lieu à une plus grande sécrétion de matières
saburrales, qui n'existent, par conséquent, que
comme effet secondaire, ou tout au plus comme
une complication dont l'usage de l'émétique dé-
barrasse ? Mais le mouvement fébrile, qui est
d'une durée déterminée, et qui ramène si constamment l'état de santé, n'est-il point indépen-
dant de ces amas, et peut-il n'être point regardé
comme un mouvement salutaire de la nature, et

comme du ressort de la médecine expectante ?
Pour avoir donc une idée claire de la fièvre bilieuse, ne faut-il pas remonter à une affection
primitive du système membraneux des premières
voies, et n'est-il pas plus exact de lui donner le
nom de fièvre *meningo-gastrique* ?

XXIV. Les climats très-chauds de l'Italie,
de l'Espagne, de la Grèce, &c. semblent donner
un nouveau degré d'exaspération à cette fièvre,
et la faire dégénérer promptement ou plutôt la
compliquer avec la fièvre putride (Ordre V) :
au début, peu de froid, mais chaleur vive à
l'extérieur, anxiétés et douleur vers l'orifice supérieur de l'estomac, assoupissement, pesanteur
de tête, et bientôt après accablement, envies de
vomir, ou vomissement de matières vertes ou
jaunâtres, &c. dès le quatrième ou cinquième
jour, visage pâle et abattu, langue sèche et noirâtre, cours de ventre, et dès le septième jour,
tremblemens des membres, soubresauts des tendons, délire, les yeux ternes, &c. (*Piquer,
Traité des Fièvres.*) Un temps chaud et sec,
des emportemens de colère, des exercices immodérés, l'abus des spiritueux, un tempérament (1) ardent peuvent produire cette espèce

---

(1) Que sert de répéter sans cesse avec les Galénistes
de tous les temps ou les Physiologistes modernes, quelques
signes vagues du tempérament bilieux, comme habitude

de fièvre dans les climats tempérés (*Forestus de Febrib. lib. VI*). C'est encore sous forme de fièvre meningo-gastrique que débute la fièvre jaune d'Amérique ; mais les symptômes qui succèdent, et que Rouppe a si bien décrits (*De Morbis navigantium*), ne permettent plus de méconnoître les fièvres de l'Ordre V. Il y eut une sorte d'épidémie semblable à Cadix, en septembre et octobre de l'année 1764, pendant des chaleurs

---

du corps maigre et grêle, chaleur âcre à la peau, couleur pâle ou jaunâtre de la face, cheveux noirs, sommeil léger, constance imperturbable, penchant à des actes d'audace, &c. Une simple lecture des vies d'Alexandre-le-Grand, de Jules César par Plutarque, donne une idée bien plus précise et plus lumineuse de ce tempérament, porté au plus haut degré de développement et d'énergie. Je me borne ici à quelques traits qui caractérisent le vainqueur de l'Asie. Dès l'âge tendre, dégoût pour les plaisirs frivoles, mais saillies pleines de vivacité et de pétulance pour des objets politiques, élans impétueux d'impatience vers la carrière de l'ambition et de la gloire, prédilection pour une vie dure et austère, corps agile et très-dispos, ardeur pour tout exercice propre à le faire exceller dans l'art de la guerre, fermeté précoce, et résistance inexpugnable si on employoit la violence et la force, mais facilité à céder aux voies de la douceur et à des remontrances amicales, avidité insatiable de s'instruire dans les sciences, et de posséder même exclusivement les plus élevées et les plus abstraites. A son avénement au trône, à vingt ans, que d'orages le menacent ! Puissance chancelante au-dedans, ennemis formidables au-dehors, nations voisines impa-

excessives, et rendues encore plus insupportables par la disette de l'eau : au début de ces fièvres alternatives de chaud et de froid, nausées, douleur de tête et du dos, tension douloureuse de l'épigastre; peu après, envies de vomir, ou vomissemens d'une matière verdâtre ou jaune et très-fétide, quelquefois même d'une couleur noire, avec des convulsions et des sueurs froides. En général, le pouls étoit déprimé, quoique accé-

---

tientes du joug, et toute la Grèce dans un état d'effervescence ou plutôt de révolte. Alexandre trouve toutes ses ressources dans la magnanimité et l'audace; il tombe avec la rapidité de l'éclair sur les rebelles qui l'avoisinent, défait le roi des Triballiens en bataille rangée, et le reste de sa vie n'est plus qu'un enchaînement de triomphes; explosion volcanique de sa vengeance contre la ville de Thèbes, ascendant irrésistible de son génie et de sa sagesse sur toutes les républiques de la Grèce, pressentiment profond de la conquête du monde, concilié avec un sentiment d'admiration pour la pauvreté volontaire de Diogène; passage du Granique à la tête de son armée, et libre essor donné à la valeur la plus bouillante et la plus impétueuse dans une action décisive; modération dans la victoire, égards généreux et respect pour les princesses ses prisonnières, les succès non interrompus de ses armes, dus autant à son courage qu'à la politique la plus profondément combinée, enfin l'exécution très-avancée du projet le plus vaste et le plus philosophique qu'on ait jamais conçu, celui de civiliser les nations les plus sauvages de l'Asie, et de transporter les arts, les sciences et les mœurs de la Grèce jusqu'aux dernières limites du globe.

léré, la surface du corps ou froide ou brûlante,
le mal de tête et la stupeur dégénéroient promptement en frénésie, qui devenoit funeste ; à l'ouverture des corps, l'estomac, le mézentère et
les intestins couverts de taches gangréneuses ;
l'orifice supérieur du ventricule offroit encore
des traces d'une lésion manifeste, nouvelles
preuves d'une atteinte portée aux parties membraneuses dans les fièvres de cet Ordre.

XXV. On ne sauroit trop retracer, pour inti-
mider l'homme superficiel et présomptueux, l'asservissement aveugle à certaines opinions, et
l'esprit de prévention, qui ont égaré si souvent
des médecins d'un mérite très-distingué, ou bien
qui, en leur faisant éviter un excès, les ont jetés
dans un excès contraire. Toutes les fièvres, à
Vienne en Autriche, étoient regardées comme
saburrales par les médecins allemands, et comme
l'effet d'une surcharge gastrique. Dehaën, célèbre
disciple de Boerhaave, arrive dans la capitale de
l'Empire, plein du sentiment de sa supériorité
et des grandes idées de la réforme qu'il veut opérer en médecine. Il ne voit dans aucun malade
ce qu'on appelle fièvre bilieuse ou gastrique,
mais celles qui passent pour telles, ne sont à ses
yeux que des fièvres inflammatoires ou putrides,
et dès-lors ses principes de traitement se trouvent
en opposition avec ceux de la tourbe médicale,
sur laquelle il a d'ailleurs un avantage marqué

par une érudition solide et un esprit plein de sagacité. Mais, en lisant avec attention son ouvrage, on voit facilement qu'il est tombé dans un excès opposé à celui qu'il reproche aux médecins de Vienne. C'est ainsi, par exemple, que dans des cas manifestes (cap. I, tom. XIV) de fièvre bilieuse, il n'a eu recours qu'à des saignées ou à des boissons huileuses, et que la mort des malades ni l'ouverture des corps n'ont pu parvenir à le désabuser. Stoll, qui ensuite s'est acquis à Vienne une réputation si brillante, n'a pu qu'être vivement frappé des écarts du médecin hollandais; et il faut convenir qu'il n'a pas été peu ardent à rendre à la saburre bilieuse, sinon des droits exagérés, du moins sa puissante influence; car quel rôle actif ne fait-il point jouer à son humeur ou matière biliforme ?

XXVI. Certains objets en médecine, si bien discutés, analysés avec tant de soin, et si conformes à une expérience constante, qu'il ne reste plus qu'à les adopter et à marcher sur les traces de ceux qui nous les ont transmis. On peut mettre de ce nombre le traitement de la fièvre bilieuse qui fut épidémique à Lausanne en 1755, et cet opuscule honore bien plus la mémoire de Tissot que la foule des compilations qui ont tant fait préconiser son nom ; moyens médicamenteux et diététiques simples, non-seulement adaptés au caractère de la maladie, mais encore

à ses divers périodes ; éloignement pour ce qu'on
appelle médecine de symptômes, qui doit être
le partage unique des hommes sans principes
solides ; remarques judicieuses sur les diverses
terminaisons de cette maladie, ses rechutes, ses
métastases, les affections chroniques qu'elle peut
laisser après elle ; appréciation exacte de certains
remèdes qu'on prodigue souvent par une routine aveugle, tels que la saignée, les absorbans,
les sudorifiques, les cordiaux, les narcotiques ;
habileté enfin à livrer dans le plus grand nombre
de cas la maladie aux soins de la nature, après
l'usage de l'émétique, à seconder seulement ses
efforts par une boisson mucilagineuse et légèrement acidulée, mais conduite active pour combattre quelque symptôme prédominant qui peut
devenir funeste ; ce sont les traits généraux de
la méthode de traitement adoptée par le médecin suisse pour la fièvre bilieuse, et c'est celle
dont une expérience constante me démontre les
avantages dans des infirmeries où ces maladies
sont très-fréquentes. Sydenham lui avoit sans
doute offert un beau modèle à suivre, par la description de la constitution bilieuse de l'an 1685
(*De Novæ Febris ingressu*) ; mais il a été loin
d'imiter Grant, le servile commentateur de l'Hippocrate anglais, dans l'usage de la saignée, des
narcotiques, et autres remèdes.

XXVII. Est-il aussi facile qu'on le pense

de déterminer avec précision les vrais signes
d'une prétendue diathèse inflammatoire qu'on
dit être souvent compliquée avec la fièvre bilieuse, et qui a tant de fois fait recourir à la
saignée? On conçoit que, dans les fièvres bilieuses des armées, les fatigues et l'excès des
boissons spiritueuses peuvent irriter le système
vasculaire, et justifier la condescendance que
Pringle marque pour la saignée; mais quelque
talent qu'il ait pu marquer dans l'art d'observer
et de traiter ces maladies, n'a-t-il point cédé un
peu à l'autorité de certains noms imposans ou
au prestige des opinions Boerhaaviennes? La
complication est beaucoup plus manifeste lorsqu'il existe des symptômes d'une inflammation
locale, comme d'une ophtalmie, d'une inflammation au pharynx, de la plèvre, des poumons,
du foie, des intestins, &c. On peut voir dans
la *Pyrétologie* de Selle toute cette longue énumération, avec les noms des auteurs qui en ont
donné des exemples. Je dois me borner ici à
fixer les caractères de trois genres primitifs, la
fièvre bilieuse continue, la fièvre tierce et la
fièvre rémittente bilieuse.

XXVIII. GENRE II. *Fièvre meningo-gastrique
continue. Signes précurseurs.* Douleur plus ou
moins vive à l'épigastre, soif modérée, langue
blanchâtre le matin, lassitudes spontanées, quelquefois sentiment de fourmillement dans les

membres, douleur gravative de la tête; l'invasion de la fièvre marquée par un frisson, quelquefois des horripilations, dégoûts, anxiétés,
nausées ou même vomissemens décidés qui peuvent promptement faire cesser la fièvre; si elle
continue, angoisses, tension douloureuse à l'épigastre, dévoiement, quelquefois constipation,
urines fortement colorées et peu abondantes,
certaines fois d'une couleur variée lorsqu'il se
développe des symptômes nerveux, enduit de
la langue d'un blanc jaunâtre, soif brûlante,
goût particulier pour les boissons froides et les
acides, chaleur âcre dans toute l'habitude du
corps; au moral, tristesse, dégoûts de la vie,
mouvemens d'impatience et emportemens pour
des causes légères, quelquefois délire fugace ou
bien permanent, et plus ou moins violent, paroxysmes du soir en tierce ou double-tierce; c'est
ce qui lui a fait donner sans doute le nom de
fièvre rémittente par Pringle et d'autres auteurs:
mais quand on veut parler d'une manière exacte,
le *nom* de rémittente doit être appliqué à une
fièvre d'un autre genre.

XXIX. On doit avoir pour le nom de Stoll
toute la déférence qu'il mérite; mais la mobilité
qu'il prête à son humeur biliforme, les directions actives qu'il lui suppose comme cause primitive de la fièvre, la rapidité avec laquelle il
la fait circuler d'une partie dans une autre, ne

contrarient-elles point les loix générales de l'économie animale, et ne sont-elles pas le produit d'une imagination prévenue ? (*Aphorismi de Febrib.*)

XXX. GENRE III. *Fièvre rémittente meningo-gastrique.* Obscurité répandue sur ce genre. Stoll, dans ses Aphorismes, ne dit que quelques mots de la fièvre continue rémittente en général ; et sa manière de considérer l'exacerbation de cette fièvre comme un accès complet ou incomplet d'une fièvre intermittente, est très-vague, puisqu'on en peut dire autant du genre que je viens d'exposer. Il est aussi très-inexact de regarder cette fièvre comme composée de deux fièvres réunies, l'une intermittente, l'autre continue, puisque son histoire annonce un genre très-distinct des autres, et marqué par ses caractères propres. Pour m'en former à moi-même une idée claire, je l'ai observée trois fois aux infirmeries, durant l'automne de l'an 4ᵉ, et quatre fois l'automne dernier. La description en a été tracée avec la plus grande exactitude ; et voici ce qui résulte de ces observations.

XXXI. Cette fièvre est précédée des affections gastriques ordinaires, anorexie, amertume de la bouche, nausées, vomissemens, &c. mais elle a été certaines fois déterminée par des chagrins, une vive frayeur ; d'autres fois, elle a succédé à une fièvre continue, qui avoit duré sept à huit jours : ses accès, soumis au type de fièvre quotidienne ou de double-tierce, et se renouvelant quelquefois d'une manière irrégulière, le soir, la nuit ou le matin, d'autres fois avec des retours périodiques réguliers vers le soir ou pendant la nuit. La durée des frissons a été variable depuis une demi-heure jusqu'à une ou même deux heures ; la chaleur, au contraire, de trois, quatre et jusqu'à six heures ; point de sueur à la fin des accès, ou cette sueur étoit peu marquée : en général, langue sèche, soif très-vive, douleur à l'épigastre, envies de vomir durant les rémissions, en sorte que quelquefois il a été nécessaire de revenir cinq ou six fois à l'usage de l'émétique. Dans un cas où cette fièvre a été très-violente, les vomissemens ont été presque la seule évacuation notable ; ils revenoient tous les jours, et même souvent plusieurs fois par jour ; les sueurs et les selles spontanées ont été alors très-rares, et elles n'ont eu lieu que de temps en temps au déclin des accès. La force de ces accès s'est soutenue, en général, jusqu'au vingt, vingt-cinq, et une fois jusqu'au vingt-neuvième jour de la maladie ; les symptômes ont décliné ensuite peu à peu, les frissons devenant très-courts ; et dès le trentième, trente-deuxième ou trente-sixième jour, ces frissons n'étoient plus sensibles. Les accès n'ont été ensuite marqués que par une augmentation de cha-

leur ; la langue s'est humectée, et on a remarqué
tous les signes d'une solution lente et graduée
de la maladie. Je n'ai point vu cette maladie se
terminer avant le quarante ou quarante-deuxième
jour, et elle a duré jusqu'au cinquantième jour
dans un cas où elle a été très-grave. Dans ce cas
même, il est survenu le quarante-huitième jour
une légère toux, avec une expectoration muqueuse très-abondante.

XXXII. Pour bien connoître la marche et
le caractère des fièvres rémittentes bilieuses,
je les ai livrées, en général, aux soins de la nature, je me suis borné à l'usage des boissons acidulées, et par intervalles à l'emploi de l'émétique, lorsque les affections gastriques sembloient
en montrer la nécessité. Est – on plus avancé
en prodiguant, comme l'a fait Home (*Medical
Facts*), les vésicatoires, la teinture d'ipécacuanha, les amers, les sudorifiques, c'est-à-dire
en se livrant au hasard à toutes les suggestions
vaines de la médecine symptomatique ? Mais
la maladie, traitée de cette manière, a duré six
mois. Je l'ai vue aussi se prolonger d'une manière indéfinie, lorsqu'on a donné de bonne
heure le quinquina d'après les principes de Stoll,
qui fait considérer cette fièvre comme composée d'une fièvre intermittente et d'une fièvre
continue.

La fièvre hémitritée des anciens est-elle autre

chose qu'une fièvre rémittente meningo-gastrique (1) ?

XXXIII. Genre IV. *Fièvre tierce bénigne.*
Elle est si facile à connoître et à distinguer des
autres, qu'il est à peine nécessaire de la décrire.
Son invasion marquée ordinairement par un
refroidissement des extrémités, comme des pieds,
du nez, des doigts, quelquefois par des alternatives de froid et de chaud ; anxiétés, nausées,
soif vive, concentration du pouls pendant le
période du froid ; ensuite, pendant la chaleur,
pouls développé, mal de tête violent, urines
fortement colorées, variétés singulières dans les
divers individus pour la durée et l'intensité des
symptômes ; ces fièvres plus fréquentes en été,
et pendant que les affections bilieuses dominent ;
les vomissemens plus marqués que dans les autres
fièvres, et les matières rejetées d'une couleur
verte ou jaunâtre.

XXXIV. Brown (*Elementa Medicinæ*) renferme les fièvres intermittentes dans le catalogue
des maladies asthéniques, et il dit être très-soli-
dement convaincu qu'il y a la plus grande con-
formité entre les unes et les autres pour leur
nature, leurs causes et leur traitement. Frank,
médecin de l'hôpital de Pavie, a consacré dans

---

(1) L'auteur qui a le mieux décrit la fièvre hémititrée
des anciens, est Spigellius (*Tractatus de Semitertiana*).

son ouvrage (*Ratio instituti Clinici*, *an. 1796*) un long article aux fièvres intermittentes ; et en zélé partisan de la médecine de Brown, il prétend qu'il n'a jamais employé les émétiques et les purgatifs pour guérir ces fièvres, mais les toniques et les excitans, qui, suivant lui, ont fait toujours disparoître les symptômes gastriques ; et il rapporte, en outre, l'histoire d'une fièvre tierce-bénigne, guérie en faisant prendre au malade de l'eau de menthe, près de trois onces de quinquina, de la serpentaire de Virginie, du *laudanum*, &c. Un éloignement égal pour la médecine saburrale, toujours embourbée dans des saletés gastriques, et pour des principes opposés qui font prodiguer vainement les fébrifuges les plus actifs, m'a fait chercher de bonne-foi, durant l'été et l'automne dernier, époques d'une grande fréquence de ces fièvres dans les infirmeries, ce que pouvoit faire, pour la guérison de ces fièvres, la nature seule ou avec quelques secours légers. Ayant appris par une expérience confirmative d'un aphorisme très-connu d'Hippocrate, sur la terminaison de la fièvre tierce bénigne au septième accès ou avant, je m'abstenois de tout fébrifuge avant cette époque, et je me bornois à l'usage de l'émétique (*tartrite de potasse antimonié*), quelquefois répété une ou deux fois ; je nourrissois ensuite légèrement le malade, et je lui faisois

prendre quelque boisson acidulée et mucilagineuse pour étancher la soif. Si la fièvre ne cé-
doit point au huitième ou au neuvième accès, je
prescrivois de petites doses répétées de fébrifuges
indigènes, comme l'absynthe, fleur de camomille,
racine de gentiane, camædris, soit en substance,
soit en infusion spiritueuse ou aqueuse ; et voici
le résultat de mes journaux d'observations. Sur
trente-trois fièvres tierces régulières qui ont eu
lieu durant le trimestre de messidor, thermidor
et fructidor an 5e, quinze se sont terminées du
septième au huitième accès ou avant, dix du
huitième au seizième, et les autres, qui se sont
montrées les plus rebelles, soit par la foiblesse
ou l'âge avancé des malades, se sont prolongées
jusqu'au vingt-quatrième accès, et quelquefois
jusqu'au trente ou trente-deuxième ; et ces accès ont diminué graduellement, et ont fini par
s'éteindre. Sur vingt autres fièvres tierces qui
ont eu lieu durant le trimestre d'automne, neuf
se sont aussi terminées du septième au huitième
accès, cinq du huitième au quinzième, et le
nombre des accès dans les autres a été porté jusqu'au vingt ou vingt-quatrième. On voit donc que,
sur cinquante fièvres tierces régulières qui ont
eu lieu pendant les deux trimestres, vingt-cinq,
c'est-à-dire à-peu-près la moitié, se sont terminées du septième au huitième accès, et les autres
d'une manière lente, mais sûre ; car je puis attes-

ter qu'il n'est survenu aucune rechute, si on en excepte une malade dont les accès se renouvelèrent un jour d'orage, et qui a été obligée de revenir à l'infirmerie. On doit remarquer que ce résultat est d'autant plus exact, qu'à la moindre fièvre les femmes de l'hospice sont aussi-tôt transférées aux infirmeries, pour y être traitées. Ces faits, dont je puis garantir l'authenticité, ne renversent-ils point entièrement le système de l'excitabilité passive du docteur Brown, et ne concourent-ils point, avec une foule d'autres, pour reléguer un de ses principes fondamentaux dans la classe des romans qu'on a fabriqués en tout temps en médecine, sans consulter l'observation et l'expérience?

ORDRE III.

Fièvres Adéno-meningées (Pituiteuses).

XXXV. Peu d'ordres de fièvres font mieux sentir la nécessité d'introduire des notions exactes et précises, de donner une nomenclature uniforme, et de remonter par l'analyse aux caractères primitifs et essentiels des fièvres avant d'en assigner les complications. Les anciens n'avoient sans doute occasion de l'observer que sous le type de quotidienne, et ils lui donnoient ce nom.

Galien et ses sectateurs, qui font jouer la pituite
au gré de leur imagination, supposent le siége
de cette fièvre dans le ventricule, le mésentère,
les intestins ; et Baglivi l'appelle expressément
mésentérique. On lui a donné aussi tour-à-tour
le nom de *lente*, de *pituiteuse*, de *muqueuse*.
Ce qui augmente encore la difficulté, c'est que
les meilleurs observateurs, tels que Sarcone,
Huxham, Grant, Stoll, l'ont décrite avec ses
diverses complications ; en sorte que Selle, dans
sa Pyrétologie, d'ailleurs si justement estimée,
a été obligé de rassembler, pour la caractériser,
des traits qui peuvent convenir à d'autres fièvres ;
et, par conséquent, celles qu'il décrit sous le nom
de rémittentes gastriques ne peuvent servir de
comparaison. C'est à Wagler (*Tractatus de
Morbo mucoso*, *1783*) que nous devons la vraie
connoissance de cet ordre de fièvres observées
pendant une épidémie, où, par un concours rare
de circonstances, le caractère pituiteux ou adéno-
meningé s'est développé dans toute sa force.

XXXVI. Cette épidémie régna en 1760 à
Goëttingue, ville alors bloquée par l'ennemi, et
défendue par une garnison nombreuse ; humi-
dité de l'atmosphère, temps rarement serein,
mais le plus souvent nuageux, sombre ou plu-
vieux, avec des alternatives du vent du nord,
depuis le mois de juillet jusque vers le mois de
novembre, époque de l'apparition de l'épidémie.

Il succéda ensuite un hiver humide, avec des vicissitudes remarquables de chaleur et de froid. Tous les objets de salubrité négligés par les habitans de Goëttingue, qui étoient obligés de loger des troupes nombreuses ; alimens grossiers et sans apprêts, quelquefois pour toute nourriture pommes-de-terre ou viande putride, disette de végétaux frais et de toutes sortes d'assaisonnemens ; pour boisson, point de bière, mais une eau sale et trouble ; séjour constant dans des endroits humides et froids ; autour des maisons, la plus dégoûtante saleté par l'entassement des fumiers et des matières stercorales ; au moral, les peines d'esprit, la tristesse, un ressentiment concentré, sans cesse des terreurs paniques, en un mot, toutes les calamités de la guerre.

XXXVII. La dyssenterie qui avoit régné en été disparoît peu à peu en novembre, ou plutôt dégénère en épidémie de fièvres pituiteuses ou muqueuses ; progrès et violence de cette épidémie vers la fin de l'année ; elle devient souvent mortelle en s'associant à d'autres maladies chroniques ; croûtes laiteuses, borborigmes, tranchées, ordinaires aux enfans ; en général, fréquence des tumeurs œdémateuses, des ophtalmies séreuses, des vers des intestins. En janvier, l'épidémie muqueuse s'étend encore avec plus de rapidité, et un de ses symptômes ordinaires est une douleur des gencives avec des aphtes.

A l'ouverture des cadavres, les follécules muqueux de l'estomac et des intestins, très-développés ; le foie plein de granulations, et souvent escarres gangréneuses, comme dans la dyssenterie, à la surface interne des gros intestins ; teinte bleuâtre communiquée à tout le conduit intestinal, par l'affection de la membrane muqueuse : la fièvre pituiteuse paroît quelquefois sous le type d'hémitritée ou rémittente quotidienne ; quelquefois aussi, sur-tout dans les hôpitaux militaires, elle dégénère en pituiteuse putride. Au mois de février, l'épidémie paroît au plus haut degré de violence, et la fièvre se termine quelquefois par une gangrène abdominale, ou bien par une métastase purulente aux poumons. En mars, elle est souvent accompagnée de pétéchies, soit avec délire frénétique, soit avec affection soporeuse. En avril, le caractère pituiteux domine, sur-tout parmi les enfans ; l'ictère devient plus fréquent, ainsi que les fièvres intermittentes vernales. Enfin cette épidémic diminue peu à peu, et disparoît en été, ou plutôt elle fait place à une épidémie de petite-vérole.

XXXVIII. *Marche des symptómes de la fièvre muqueuse simple* dans la même épidémie. Au début, horripilation du sentiment plus ou moins vif de froid, avec nausées et vomissement spontané ; l'heure ordinaire de l'invasion est au déclin

du jour ou vers le soir, et pendant la nuit, chaleur ardente, soif vive, douleur de tête à la
partie antérieure. Les nausées continuent le plus
souvent quelques jours avec constipation, mais
rarement avec sueur, toux abdominale plus ou
moins vive et sèche, quelquefois douleurs pungitives de la poitrine, qui augmentent avec la
toux : en général, anxiétés dans la région précordiale, respiration difficile, douleur des hypocondres, agitations continuelles, débilité, abattement, morosité sombre et inquiète. Certains
malades sont dans un assoupissement troublé
par des rêves ou dans le délire; d'autres ont une
diarrhée, avec une fièvre légère, mais quelquefois avec des ténesmes, ou bien des douleurs
vives dans le colon transverse ou un sentiment
de constriction ; et cette diarrhée, avec excrétion muqueuse, est quelquefois utile; symptômes
assez constans, excoriations de quelque partie
de la bouche, avec des aphtes sur la langue et
les gencives, ou bien des amas de mucosités sur
la membrane interne du larynx, ce qui rendoit
la respiration gênée et comme stertoreuse. Lorsque la fièvre étoit vive, ces excrétions muqueuses de la bouche n'avoient point lieu; mais
il se formoit seulement un mucus épais, blanc
ou jaunâtre, et d'une couleur plus ou moins
foncée vers la racine de la langue, variétés relatives à l'urine, qui étoit quelquefois jaunâtre,

rouge, épaisse et sans sédiment; d'autres fois, dès le quatrième jour elle étoit trouble, limoneuse, avec un sédiment muqueux cendré, blanc, léger; l'excrétion de l'urine étoit aussi quelquefois difficile et accompagnée d'un sentiment d'ardeur, et cette urine étoit alors pâle et limpide. Variétés non moins singulières du pouls suivant la constitution individuelle, les symptômes spasmodiques ou abdominaux, l'approche des crises, &c.

XXXIX. La fièvre dite pituiteuse se termine quelquefois d'une manière funeste, par un ulcère interne, un squirre, une congestion muqueuse aux poumons, la gangrène des intestins ; elle a aussi ses solutions critiques, mais souvent imparfaites, et seulement propres à terminer la maladie par leur concours ou leur succession. Les plus fréquentes sont les sueurs de la nuit et du matin, le neuvième, onzième, quatorzième, dix-septième jour, avec odeur acide. Il en est de même des vomissemens muqueux, soit spontanés, soit provoqués par les médicamens ; le sédiment de l'urine ou produit ou indique la crise, s'il est blanc, léger et un peu briqueté ; le sédiment blanc, muqueux et cohérent, termine la maladie le septième, neuvième ou onzième jour : quelquefois des ulcérations de la bouche, ou bien la tumeur des gencives, avec des aphtes, semblent porter les caractères d'une

crise. Il en est de même des efflorescences aux
lèvres ou à la surface du corps, des pustules
galeuses ou des exanthêmes rouges ; enfin la
maladie s'est quelquefois heureusement terminée le dix-septième ou dix-neuvième jour, par
des ulcérations à l'os *sacrum* ou au trochanter.

XL. On sait qu'on décrit sans cesse des fièvres
épidémiques compliquées, comme autant de
nouveautés remarquables, fièvres qui semblent
grossir d'une manière illimitée le catalogue de
ces maladies, et reculer les limites de l'art de
guérir ; mais l'esprit d'analyse fait voir à quoi
se réduit cette multiplication excessive quand
on a bien saisi le caractère de la maladie primitive ; et Wagler lui-même, après avoir observé
la fièvre muqueuse sous sa forme la plus simple
dans l'épidémie qu'il a décrite, ne donne-t-il
point l'histoire de la fièvre muqueuse maligne,
de la même fièvre avec des exanthêmes pour-
prés, de la fièvre muqueuse et bilieuse, de la
fièvre muqueuse compliquée d'une fièvre maligne intermittente, de la fièvre muqueuse aiguë
inflammatoire, de la muqueuse lente, de la muqueuse soporeuse, &c. Stoll (*Rat. Med.* tom. III)
fait aussi observer, non-seulement diverses complications de cette fièvre, mais encore les variétés
qu'elle offre sous le nom de fièvre rhumatique,
arthritique, lente nerveuse, angineuse, catharre simple, péripneumonie fausse, catharre

suffocant , asthme , toux convulsive , sciatique , &c. Mais pourquoi cet auteur , d'ailleurs si
exact , nous ramène-t-il dans le vague des humeurs pituiteuses , qu'il fait circuler libérale-
ment dans diverses parties , à l'exemple des Galénistes de tous les âges ? Pourquoi ne point
remonter à des notions précises et fondées , soit
sur l'observation , soit sur l'examen anatomique
des parties , et , par conséquent , à l'affection des
membranes muqueuses , qui fait proprement le
caractère primitif des maladies pituiteuses , ou ,
pour parler plus exactement , des fièvres adéno-
meningées.

XLI. Wagler a eu l'attention de déterminer
les symptômes de la fièvre muqueuse simple ,
avant de la décrire dans ses diverses complications ; mais cette méthode lumineuse a été loin
d'être suivie , par des auteurs même d'un mérite
très-distingué. Huxham a décrit , par exemple ,
la fièvre lente nerveuse ; et que de vacillations
ne fait-elle point naître pour sa classification ,
si on est dépourvu des vrais principes ! Ce n'est
cependant que la fièvre muqueuse avec les symptômes accessoires de la fièvre putride ou adynamique , comme on peut s'en convaincre par un
rapprochement réfléchi avec l'ouvrage de Wagler. Huxham remarque d'ailleurs que la fièvre
lente nerveuse attaque ordinairement les individus d'une constitution foible , d'une habitude

du corps phlegmatique (1). Ceux qui ont éprouvé
de grandes évacuations, des affections tristes
prolongées, des veilles immodérées ; ceux qui
se sont épuisés par des excès d'étude, par la fatigue, ou par les plaisirs de l'amour ; ceux qui
se sont nourris long-temps d'alimens grossiers
et mal-sains, ou qui ont resté confinés dans
un air épais ou humide. Aussi le même auteur

---

(1) Un grand exemple pris de l'histoire des peuples peut
rendre sensible ce qu'on doit entendre par habitude du
corps phlegmatique. C'est ce qui forme le caractère général
des habitans du Nouveau-Monde, suivant le témoignage
des voyageurs. Leur aversion pour la fatigue, lors de
la conquête de leur pays, égaloit leur impuissance pour
la soutenir, sur-tout dans les lieux où ils pouvoient se
procurer une subsistance aisée et sans travail. La tâche
la plus légère qu'on leur imposoit les faisoit succomber ;
ils n'avoient pour les femmes que la plus froide indif-
férence, et on connoît l'insensibilité des prisonniers soumis à des tourmens dont la peinture seule fait horreur.
Leurs travaux sont poursuivis sans ardeur ; c'est un ouvrage
indien, disent les Espagnols, pour marquer la lenteur de
ses progrès. Les Américains ont encore étonné leurs con-
quérans par leur extrême frugalité ; lâches et timides, on
ne peut les retirer de leur indolence : ils passeroient tous
les jours dans leurs hamacs ou assis par terre dans une profonde oisiveté ; leurs membres en contractoient un engourdissement douloureux qui rendoit nécessaire l'usage habituel de certaines distensions, et des pressions molles et
graduées.

insiste-t-il sur la nécessité des stimulans, des cordiaux et d'un régime tonique.

On aime à voir une certaine uniformité dans la marche de la nature, et les mêmes genres de maladie se reproduire dans des climats opposés, par un concours de plusieurs circonstances analogues. Sarcone, dans la description d'une épidémie qui avoit régné à Naples, a donné les caractères de la fièvre muqueuse simple, sous le nom de fièvre glutineuse gastrique, sans affection locale; il l'a observée aussi dans ses complications, soit avec quelqu'une des phlegmasies, comme l'inflammation du pharynx, du poumon, du foie ou du ventricule, ou bien avec un catharre des poumons ou la dyssenterie; enfin elle a été quelquefois accompagnée d'éruption miliaire ou de pétéchies. Mais que doit-on penser de la méprise d'un homme aussi profond que Dehaën, qui, dans le tome IX de sa Clinique (*Ratio Medendi*), décrit une prétendue scarlatine, qui n'est visiblement qu'une fièvre muqueuse marquée par cette éruption? Que de rapprochemens forcés, que de savantes divagations il se seroit épargnés, si, négligeant cette apparence extérieure, il se fût attaché à saisir le caractère fondamental de la fièvre, et à mettre de l'accord dans les principes du traitement, dirigé sans méthode et avec une sorte d'empyrisme?

XLII. Le trimestre d'été de l'an 5 a été marqué, comme l'on sait, par une grande fréquence de fièvres intermittentes, soit tierces, soit doubles-tierces ou quotidiennes. Outre ces fièvres, qui ont été très-nombreuses dans les infirmeries de la Salpêtrière, j'ai observé dans le même temps neuf exemples de fièvres rémittentes, au nombre desquelles on en comptoit quatre qui étoient d'une nature muqueuse ou adéno-meningée ; elles ont parcouru leurs périodes avec la lenteur qui est le caractère de ces fièvres, et elles se sont heureusement terminées du quarantième au quarante-deuxième jour, à compter de leur invasion. Il en a été de même d'une fièvre continue de la même nature. Je me suis rapproché des vrais principes du traitement, si bien exposés dans l'ouvrage de Wagler, qui regarde la fièvre elle-même comme un moyen dont se sert la nature pour résoudre ces embarras muqueux, ou plutôt pour faire cesser, après un temps déterminé, l'irritation de la membrane interne du conduit alimentaire. J'ai donc cherché à écarter tout obstacle à la marche de la nature, c'est-à-dire un long séjour de matières irritantes, et à prévenir aussi l'effet trop débilitant des évacuans, en commençant par l'émétique en lavage, et ensuite en interposant les doux laxatifs, les mucilagineux et les toniques.

XLIII. Genre V. *Continue Adéno-meningée.*

Stoll en trace avec beaucoup de précision et d'énergie les signes caractéristiques : lassitudes spontanées, horripilations vagues, langue blanche et
muqueuse, saleté des dents et des gencives, salive épaisse, anorexie, nausées, oppression de
la région précordiale avec un sentiment de re-
plétion, vertiges, tristesse involontaire, flatuosités, borborigmes, fièvre continue mais légère,
le pouls étant presque naturel, rémissions à
peine sensibles, urines décolorées et à peine fé-
tides, avec un sédiment quelquefois muqueux;
elle parcourt ses périodes avec lenteur, et dure
plusieurs semaines.

J'ai exposé ci-dessus le caractère de cette fièvre
d'une manière plus détaillée, d'après l'ouvrage
de Wagler, et d'après des histoires particulières
que j'en ai recueillies dans les infirmeries.

XLIV. Genre VI. *Intermittente quotidienne.*
Plus rare que les fièvres tierces; invasion de
l'accès vers le soir, ou bien la nuit, et quelquefois de grand matin; frissonnemens sans tremblement, souvent nausées ou vomissemens de
matières muqueuses; certaines fois, douleurs de
tête, extrême débilité ou même défaillances,
pouls peu réglé et plus inégal que dans les autres
fièvres intermittentes, soif quelquefois à peine
sensible, chaleur qui s'accroît lentement et par
degrés, et qui devient peu vive, excepté la nuit,
mais qui même, dans son plus haut période,

offre des variations; urines peu colorées, assoupissement plus ou moins marqué, couleur de la
face pâle ou cendrée.

XLV. Je m'en tiens aux caractères généraux
de la fièvre quotidienne, qui doivent la faire
placer dans l'ordre des adéno-meningées ; car, au
surplus, elle a été si souvent décrite, qu'on doit
avoir du dégoût pour de semblables compilations. Sennert et Hoffman en ont bien saisi les
traits distinctifs ; mais combien les ont-ils enve-
loppés dans une stérile profusion du langage des
écoles !

XLVI. Dans le cours du trimestre dernier,
j'ai observé dans les infirmeries six fièvres quotidiennes ; deux se sont terminées au neuvième
accès, trois du quatrième au septième, et la dernière, observée sur une femme de soixante-sept
ans, s'est terminée par une ascite, après dix-
sept accès, et cette dernière maladie est devenue
funeste en grande partie par le progrès de l'âge.
Dans le traitement, l'émétique a été d'abord admi-
nistré ; mais on n'a commencé l'usage des fébrifuges indigènes qu'après le septième ou huitième
accès.

XLVII. GENRE VII. *Intermittente quarte.*
Invasion de l'accès vers le soir et après deux
jours d'intervalle, sentiment du froid qui dure
deux, trois, et jusqu'à six heures quelquefois,
douleurs dans les lombes et les jambes, comme

si ces parties avoient été contuses, angoisses dans la région précordiale, agitations, pouls dur et concentré ; ce premier période accompagné quelquefois de constipation, d'autres fois de vomissement et de diarrhée. Le sentiment de chaleur qui succède s'accroît avec lenteur, et il est loin de devenir aussi intense que dans la fièvre tierce ; mais la peau est très-aride, la couleur du visage pâle, plombée ou cendrée, douleur de tête obtuse, quelquefois avec des vertiges ; la peau s'humecte par degrés, les sécrétions se rétablissent, et tous les symptômes finissent par disparoître ; les jours intercalaires il reste une douleur obtuse dans les membres, avec peu d'appétit et une pesanteur de tête.

XLVIII. La fièvre quarte, dit Hippocrate, est la moins dangereuse et la plus longue. Sydenham et Gorter en calculent la durée, et pensent que, par l'addition de toutes les heures de différens accès jusqu'à sa guérison spontanée, on en trouve autant que dans quatorze jours. Ce calcul peut être plus ou moins approximatif ; mais un résultat sûr de l'observation, est que les fièvres quartes d'automne, celles du moins qui ne tiennent point à un vice organique, livrées à elles-mêmes, finissent au déclin de l'hiver sans aucun accident. J'ai vérifié cet objet si connu sur plusieurs prisonniers des infirmeries de Bicètre, et sur des malades de la Salpêtrière ; et je pense, avec Piquer, que, dans les fièvres quartes, le meilleur et le plus sûr remède est de n'en faire aucun, et de laisser au temps et à la nature le soin de les guérir. Je me suis seulement permis cette année la méthode de donner le quinquina en frictions, et quelques essais semblent déposer en faveur de ce remède, qui d'ailleurs peut n'avoir point l'inconvénient de ceux qu'on prend à l'intérieur; mais il n'y a point encore assez de faits pour prononcer avec assurance.

XLIX. GENRE VIII. *Fièvre rémittente adéno-meningée.* Plusieurs caractères communs avec la fièvre continue décrite ci-dessus; tristesse volontaire, inertie ou lassitudes spontanées, anorexie, enduit blanchâtre ou muqueux de la langue, fièvre peu vive, pouls foible et souvent intermittent, soif vive, disposition à la diarrhée, oppression et sentiment de réplétion à l'épigastre; les accès semblables à ceux de la quotidienne intermittente, &c. Dans les exemples que j'en ai observés, la plupart ont suivi le type de quotidienne pour le retour des accès, et les autres celui de tierce; leur cours a été de quarante à quarante-cinq jours; leur traitement a été dirigé suivant les principes généraux exposés en traçant les caractères de l'ordre. On a donné pour tout fébrifuge, et seulement vers la fin, du vin d'absynthe.

L. L'auteur d'un Mémoire sur l'usage du quinquina dans les fièvres rémittentes, fait un tableau abstrait du paroxysme de ces fièvres, qui n'est que l'éternelle compilation de ce qu'on a dit en général sur les accès des fièvres périodiques quelconques. J'ai suivi un plan bien différent; j'ai recueilli au lit des malades plusieurs histoires particulières des fièvres rémittentes; et en les distribuant ensuite suivant ma méthode, je me suis attaché à connoître la variété de leurs accès, non-seulement en tant qu'elles appartiennent à divers ordres, mais encore suivant les divers périodes de la fièvre. C'est ainsi, par exemple, que dans l'ordre des rémittentes adéno-meningées, les accès sont légers jusqu'au septième ou huitième, et quelquefois jusqu'au douzième; qu'ils sont violens jusqu'au vingt-cinquième, trentième ou même au-delà, et qu'ensuite ils diminuent par degrés, jusqu'au quarante-deuxième ou quarante-cinquième, et alors ils finissent par disparoître. La violence des accès est marquée sur-tout par la longueur et l'intensité du froid, ainsi que par la longueur et l'intensité de la chaleur, qui, le plus souvent, n'est suivi d'aucune sueur. Les malades éprouvent aussi, durant ces accès, des douleurs très-vives dans la tête et les lombes.

ORDRE IV.

Fièvres Adynamiques (Putrides).

LI. PEUT-ON trouver une méthode sûre et constante pour déterminer le vrai caractère de la fièvre putride ? Est-elle quelquefois simple, et d'autres fois compliquée avec quelqu'un des ordres précédens , ou avec ce qu'on appelle fièvre maligne ou ataxique ? Pour mettre de la précision dans les idées et dans les dénominations, ne faut-il point recourir à la méthode analytique, et bien reconnoître la marche de cette fièvre, observée dans son état de simplicité, non moins que dans ses complications diverses ? Ce sont là des questions que je me suis proposé de résoudre par une suite nombreuse de faits, en exerçant la médecine dans les hospices, c'est-à-dire dans les lieux où cette maladie est des plus fréquentes, et s'offre le plus sous toutes ses formes ? J'ai d'ailleurs profité d'un heureux choix d'exemples pris de divers auteurs, pour assurer davantage ma marche, et pour m'élever, comme par degrés, aux traits distinctifs de la fièvre adynamique.

LII. Grant, en traitant de la fièvre putride

maligne (appelée (1) improprement pestilentielle
avec putridité), paroît avoir pressenti la nécessité d'une application de la méthode analytique.
Cette fièvre, suivant lui, composée de deux
ordres de symptômes, les uns dépendans de la
contagion ou de miasmes délétères, les autres
tenant uniquement à la nature de la fièvre putride proprement dite. Il fait donc séparément
l'énumération des uns et des autres, pour éviter toute confusion, et afin que le médecin,
même sans expérience, soit en état, lorsqu'il
rencontre cette fièvre composée, de discerner
le caractère des symptômes qui prédominent,
et traiter cette fièvre avec succès. Mais cet auteur judicieux n'a-t-il pas plutôt indiqué le but
qu'il ne l'a atteint lui-même, puisqu'il cite pour
exemple de la fièvre putride simple, une fièvre
bilioso-putride, que Sydenham avoit observée
à Londres durant le mois de juillet et les jours
caniculaires : douleur dans la région épigastrique, et très-grande sensibilité de cette partie
au moindre attouchement, céphalalgie, chaleur
dans toute l'habitude du corps, éruption de pétéchies dans plusieurs cas, peu de soif, langue
quelquefois couverte d'un enduit blanchâtre,
très-rarement sèche et jamais noire, sueurs

____

(1) *Recherches sur les Fièvres*, par Grant, &c. traduit de
l'anglais. *Paris*, 1776.

spontanées et copieuses, mais sans soulagement, et délire si on cherchoit à les provoquer; en général, la frénésie, les pétéchies, l'éruption miliaire et les aphtes n'étoient, pour la plupart, que la suite d'un mauvais traitement.

LIII. La complication de la fièvre putride avec la fièvre muqueuse ou pituiteuse, est manifeste dans la description qu'en donne Wagler dans son excellent ouvrage (*De Morbo mucoso*). Parmi les signes précurseurs, horripilations vagues vers le soir, avec des alternatives de chaleur, perte de l'appétit, débilité, lassitudes spontanées, démarche vacillante, ennui, tristesse. Vers le quatrième jour, on ne quitte plus le lit; douleur vive de tête, soif intense, amertume de la bouche, nausées ou vomissement de matières muqueuses mêlées d'un peu de bile, abattement plus marqué, douleurs des membres : soulagement passager vers le cinquième jour, par une hémorragie du nez ou une diarrhée; mais ensuite céphalalgie, avec vertiges. Vers le sixième jour, quelques traces de délire, avec des sueurs copieuses, sommeil troublé, efflorescence de pétéchies au bras, au cou, à la poitrine, toujours douleur gravative de tête, avec vertiges, voix plaintive et foible, prostration de forces, qui augmente encore vers le neuvième jour, avec la diarrhée, léger sentiment de froid par intervalles, dents couvertes

d'un enduit sale et noirâtre ; les déjections liquides augmentées amènent une prostration totale des forces, et quelquefois le tremblement
des extrémités supérieures. Vers le onzième jour,
la diarrhée diminue beaucoup ou cesse entièrement, et alors surdité et sorte de stupeur ; des
déjections muqueuses, ou bien une légère toux,
avec expectoration, amènent une solution critique, et le malade revient à lui-même. Quelquefois aussi, vers le onzième jour, ulcérations
des parties correspondantes à l'os *sacrum* ou au
trochanter ; les symptômes, quoique mitigés,
se soutiennent jusqu'au vingt-unième jour, et
le malade, en reprenant le libre usage de ses
sens et de sa raison, reconnoît qu'il a échappé à
un péril très-grave.

LIV. C'est avoir déjà fait un grand pas dans la
recherche des vrais caractères de la fièvre adynamique simple, que d'avoir indiqué la complication précédente, puisqu'en comparant cette
dernière avec l'ordre précédent, on entrevoit
les symptômes accessoires de cette fièvre adynamique ; mais une voie plus directe est de tracer
les caractères fondamentaux d'une épidémie où
cette fièvre s'est montrée le plus sans complication et sans mélange. Je choisis celle qui régna avec des pétéchies en Italie, l'an 1505 et
1528, suivant la description qu'en donne Fracastor (*De Morbis contagiosis*), l'hiver précé-

dent marqué par la fréquence du vent du midi et des pluies abondantes ; ce qui avoit été suivi de diverses inondations, par le débordement de plusieurs rivières. Les signes précurseurs de la maladie étoient peu prononcés, ou manifestoient même un caractère de bénignité qui trompoit les médecins eux-mêmes ; mais bientôt après, les symptômes les plus graves, chaleur peu vive, lassitudes spontanées, perte totale des forces, manière de se coucher en supination, pesanteur de tête, les sens hébétés, trouble de l'entendement, ou léger délire du quatrième au septième jour, les yeux rouges, sorte de loquacité, urines d'abord blanchâtres, puis fortement colorées, matière des déjections très-fétide, et du quatrième au septième jour éruption de petites taches rouges ou pourprées, semblables à des piqûres de puces et quelquefois à de grosses lentilles, peu ou point de soif, langue couverte d'un enduit sale, tantôt somnolence, tantôt veilles opiniâtres, et quelquefois alternatives de l'un et de l'autre dans le même malade ; signes d'un mauvais présage, syncopes, rétention d'urine, diarrhée par l'usage des médicamens les plus légers, éruption laborieuse des pétéchies, leur délitescence ou leur couleur livide, nul soulagement après une apparence de crise ; car Fracastor dit avoir vu succomber des malades après une hémorragie du nez un peu copieuse. La maladie se terminoit au quatorzième jour, ou se continuoit au-delà ; sa solution la plus heureuse étoit des sueurs abondantes.

LV. Descriptions très-multipliées des fièvres dites vulgairement *putrides*. Ces descriptions faites successivement dans les hospices de Bicêtre et de la Salpêtrière, leurs histoires particulières comparées soigneusement entre elles pour reconnoître leurs traits de ressemblance ou leurs différences ; pour résultat constant des observations de chaque année, la distinction, 1°. de la fièvre putride ou adynamique simple, soit avec des pétéchies, soit sans cette éruption ; 2°. complication de cette même fièvre avec le Genre II ; 3°. complication de cette même fièvre avec le Genre VI ; 4°. fièvre ataxique simple ou maligne ; 5°. complication de celle-ci avec la fièvre adynamique ; ce qui forme le typhus ou la fièvre des prisons et des hôpitaux, décrite par Pringle. Des répétitions éternelles sur les caractères distinctifs de ces fièvres, seroient ici superflues ; mais je dois faire remarquer qu'un âge très-avancé, un état de détresse, un air peu salubre, une nourriture plus que frugale, et des affections tristes et habituelles, semblent multiplier en tout temps ces fièvres dans les hospices, et les rendre sur-tout funestes pour les septuagénaires et au-delà de ce terme. La fièvre putride les attaque souvent d'une manière si insidieuse, sur-tout lorsque, pour d'autres infirmités, elles gardent constamment leur lit, qu'on ne les fait transporter de leurs dortoirs dans les infirmeries que lorsqu'elles sont à la dernière extrémité : alors pouls très-foible et très-déprimé, délire taciturne ou perte totale de connoissance, souvent dévoiement colliquatif, et les malades finissent par tomber dans une affection soporeuse profonde, durant laquelle le pouls se relève, et la respiration devient accélérée et très-gênée, et les malades succombent dans cet état, sans qu'aucun stimulant puisse agir d'une manière efficace. L'hiver de l'an 4 de la République fut sur-tout remarquable par une grande fréquence de fièvres putrides ou adynamiques, le plus souvent simples. Que de femmes jouissant autrefois de toutes les commodités de la vie, furent amenées par la disette ou les événemens de la révolution à la misère la plus extrême, et furent enfin forcées de chercher un asyle à la Salpêtrière ! La plupart d'entr'elles furent bientôt après attaquées de la fièvre putride ; pouls foible et déprimé, sorte de stupeur, rêvasserie légère ; quelquefois perte totale de connoissance, avec un air d'égarement et de consternation ; d'autres fois, langueur extrême, avec dévoiement colliquatif, œdématie des extrémités inférieures, dépérissement progressif ou chute rapide des forces, et agonie plus ou moins prolongée. On

avançoit peu même dès les premiers jours de la
maladie par l'application des vésicatoires; quelquefois nulle impression sur l'épiderme; d'autres
fois, s'il y avoit écoulement, la plaie étoit pâle,
ou bien il se manifestoit quelques points gangréneux ; enfin, si les deux ou trois premiers jours
la plaie donnoit quelque espérance, elle prenoit
une couleur livide dès le quatrième ou cinquième jour, malgré l'usage des anti-septiques
internes ; ce qui étoit le présage d'une mort
prompte. Un des caractères particuliers de ces
fièvres a été aussi quelquefois l'éruption des
parotides symptomatiques, dont la terminaison a été aussi funeste, soit par l'impossibilité
d'y exciter une suppuration favorable par des
moyens quelconques internes ou externes, soit
par une terminaison gangréneuse. Sur quatre-
vingt-treize exemples de fièvres putrides durant
le trimestre d'automne de l'an 4, quatorze ont
été marqués par des éruptions de semblables
parotides.

LVI. Les hospices propres sans doute à donner une juste idée de la fièvre putride ou adynamique simple ; mais, pour donner des notions
étendues sur la complication de cette fièvre avec
celle de l'Ordre V, il faut s'élever à des considérations plus générales. Huxham (1) offre peut-

____

(1) *Essai sur les Fièvres*, chap. VIII.

être à cet égard un modèle rare. Plimouth, où il exerçoit la médecine, lui ouvroit la carrière la plus vaste. Cette fièvre observée sur une quantité innombrable de personnes de tout âge, de tout sexe, de toute constitution, soit dans les vaisseaux, les prisons ou les hôpitaux, soit à à la ville et à la campagne ; Huxham lui-même, doué de qualités qu'on trouve rarement réunies, candeur, sagacité , connoissances profondes en médecine , zèle infatigable, cœur sensible et compatissant, attrait puissant ou plutôt passion fortement prononcée pour l'exercice de la médecine : que de garans précieux de la fidélité des faits observés qu'il atteste, et dont il donne le résultat dans le chapitre des *fièvres putrides malignes*, marquées même par une triple complication (Ordre II, Ordre IV , Ordre V)! Ces fièvres, comparées avec les lentes nerveuses ou fièvres ataxiques (Ordre V), ont une invasion plus violente, une chaleur plus vive et plus constante, quoique d'abord plus passagère et plus rémittente, le pouls plus dur et plus tendu, mais ordinairement petit et fréquent, avec des intervalles de régularité apparente ; les douleurs de tête, les vertiges, les nausées et le vomissement sont plus considérables, même dès les premiers temps. Teinte jaunâtre dans les yeux , et légères traces d'inflammation, fortes pulsations des artères temporales et des carotides, pendant que les battemens de l'artère radiale sont petits et lents, prostration de forces jusqu'à la syncope, sans cependant aucune évacuation extrême ou désordonnée, &c. Il suffit d'indiquer ici ce tableau, qui ne peut être bien senti que lorsque les caractères généraux de l'ordre V auront été bien développés.

LVII. Les anciens déterminés à donner le titre de putride aux fièvres de l'ordre présent, 1°. par l'odeur fétide des déjections, des sueurs, de l'urine, de l'haleine; 2°. par la prompte décomposition des corps, après avoir succombé à cette fièvre; 3°. par la couleur verdâtre du sang tiré des veines, ce qui sembloit l'assimiler à la viande gâtée. De-là, la doctrine de la putridité du sang et des humeurs, consignée dans des milliers de volumes depuis Galien jusqu'à nous; de-là, les inductions tirées de l'appareil imposant des expériences sur les anti-septiques, non moins que des discussions subtiles du célèbre Huxham sur la dissolution putride de nos fluides. Mais peut-on oublier que les altérations de ces derniers sont toujours subordonnées à l'action vitale des solides, et qu'indiquent d'ailleurs les causes les plus propres à produire les fièvres dites vulgairement *putrides*, comme la mal-propreté, un séjour habituel dans les lieux bas et humides, un air non renouvelé, des fatigues extrêmes, la disette, la tristesse, la crainte?

Tous les symptômes de ces fièvres, débilité, langueur, prostration des forces, foiblesse du pouls sans vîtesse remarquable, pesanteur de tête, comme dans un état d'ivresse, stupeur, vertiges, bégaiement, excrétions involontaires des déjections et des urines, &c. ne peuvent-ils point être cités comme une preuve irréfragable d'une diminution notable des forces vitales, soit du cœur, soit des fibres musculaires des intestins, soit des muscles même soumis (1) au mouvement volontaire? Dans le scorbut et dans les fièvres putrides, comme le remarque Milman, la stupeur, le peu de disposition à contracter les muscles et la diminution de la force de contraction, sont les premiers effets de leurs causes occasionnelles. Dans ces deux maladies, on trouve le même état de mollesse et de flaccidité dans les fibres musculaires, la même diminution de cohésion entre leurs parties constituantes : d'où il arrive que les vaisseaux ne peuvent plus désormais retenir leurs fluides, qu'ils les laissent extravaser sous la peau; ce qui forme les éruptions exanthématiques et la disposition aux hémorragies. N'est-on donc point autorisé à conclure que le caractère fondamental de la fièvre dite vulgairement *putride*, consiste dans

---

(1) *Recherches sur le Scorbut et les Fièvres Putrides*, par **Milman**, ouvrage traduit de l'anglais.

la diminution très-notable de l'action vitale des muscles, comme l'indique le titre de fièvre ady-namique, par lequel je la désigne.

LVIII. Les vrais moyens préservatifs des fièvres putrides doivent être puisés dans l'his-toire des loix et des institutions de divers peuples, soit anciens, soit modernes, sur divers objets de salubrité; plus grande fréquence de ces fièvres suivant que la civilisation de ces peuples a été moins avancée; établissemens publics, loix (1) et usages des Hébreux et des Egyptiens, soit sur le choix et les qualités des alimens et des bois-sons, soit sur les moyens d'éviter toute conta-gion, de pourvoir à la propreté et à l'éloigne-ment de tout objet nuisible. Lycurgue, parmi les anciens Grecs, repousse avec une sorte d'austérité farouche tout ce qui porte le moindre caractère d'une décente parure ou d'une sorte de recherche dans les vêtemens; une nudité ou saleté dégoû-tante est comme érigée en principe par ce lé-gislateur. L'usage des bains n'est permis que cer-tains jours de l'année, et la natation est moins un objet de salubrité qu'un exercice propre à rendre le corps ferme et robuste. Ce ne fut que dans des siècles postérieurs à celui d'Hippocrate, que les bains publics furent multipliés dans la Grèce, et que Corinthe acquit à cet égard une

----

(1) *Cura sanitatis publicæ apud veteres. Lypsiæ*, 1783.

sorte de célébrité. On sait combien Athènes eut des bains et des gymnases splendides, et quelles règles sévères sur la propreté furent sur-tout prescrites aux femmes. Des institutions sages de salubrité furent sans doute peu en vigueur dans l'ancienne Rome, puisqu'on y remarque un passage brusque des mœurs agrestes ou d'une vie rustique et militaire à la mollesse et au luxe effréné des Asiatiques ; les progrès de la civilisation des peuples modernes, marqués par une diminution extrême, ou même la cessation de certaines fièvres putrides, qui étoient jadis régulièrement épidémiques. Erasme, qui avoit séjourné quelque temps à Londres, parle du retour périodique d'une pareille fièvre, qui étoit très-meurtrière parmi le peuple, par la négligence de plusieurs objets de salubrité ; mais que de changemens favorables ont produits dans cette grande ville les lumières du dix-septième et dix-huitième siècle ! égoûts souterrains lavés chaque jour, et leurs immondices entraînées par des courans d'eau, boissons salubres de bière, de punch ou de cidre, provisions excellentes et toujours fraîches, pain, fruits, culture soignée des plantes potagères, air libre, rues larges, maisons commodes, et une extrême propreté dans les vêtemens et le linge. Les droits sacrés de l'humanité seront-ils un jour assez généralement respectés parmi toutes les nations, pour

que le scorbut et les fièvres putrides qui dé-
solent les prisons, les vaisseaux, les hôpitaux
militaires ou les hospices, ne soient pas plus
fréquens que dans l'asyle du citoyen paisible !

LIX. Les partisans de la dégénération septique
ou putride des humeurs dans les fièvres putrides,
comme leur cause primitive et déterminante,
peuvent sans doute alléguer des raisons spécieuses, puisque ces fièvres tiennent souvent à
des émanations infectes ou à des alimens gâtés,
c'est-à-dire à de vrais fermens de putréfaction.
D'ailleurs, odeur fétide de l'haleine, de la transpiration, des déjections, des urines, éruption
de pétéchies et disposition à des hémorragies passives, ce qu'on déduit facilement d'une dissolution putride du sang; fréquence des gangrènes
locales dans les parties comprimées, comme
vers l'os sacrum ou le trochanter, ardeur des
malades pour les boissons acidulées, appareil
imposant d'expériences sur les anti-septiques,
par Pringle et Macbride, et applications de ces
notions chimiques au traitement des fièvres putrides ; usage assez généralement adopté de liqueurs acides, le gaz acide carbonique fortement
recommandé par les chimistes, ainsi que la
bière (1) et le vin de Champagne mousseux.

____

(1) Dans *l'ouvrage* du docteur *Beddoës*, sur *l'usage des
airs factices*, on cite des exemples d'un mal de gorge gangré-

D'un autre côté, les hommes réfléchis et exercés à remonter toujours au premier mobile des fonctions vitales, à l'action nerveuse des parties, savent avec quelle extrême circonspection il faut déférer aux explications chimiques qu'on donne des phénomènes de l'économie animale; motifs les plus déterminans pour ne regarder les altérations des humeurs dans les fièvres putrides, que comme apparentes et subordonnées à l'état des forces de la vie; influence puissante des affections morales, comme de la peur, de l'ennui, de la tristesse sur la production de ces fièvres, impossibilité d'accorder l'idée d'une putréfaction générale des liquides avec les fonctions de la vie, nulle trace de dissolution putride dans le sang tiré des veines durant ces maladies, ventricules du cœur remplis d'un sang coagulé, comme l'ont appris les dissections et dilatations du même organe, ainsi que des

---

neux guéri par l'usage du quinquina dans de la forte bière, et on attribue toute l'efficacité du remède à l'acide carbonique qui entre dans la composition de la bière. Cette induction est-elle bien concluante ? On trouve dans le même ouvrage quelques autres faits en faveur des airs factices dans les fièvres putrides; mais on voit avec douleur qu'il n'y a aucune précision dans le récit historique des maladies, et il seroit à desirer que, dans ses recherches ultérieures, cet auteur, d'ailleurs justement estimé, s'appliquât davantage à en déterminer le caractère.

artères, par une sorte de *collapsus* antérieur ;
prostration subite des forces, même dès l'invasion de la maladie, petitesse et foiblesse du pouls,
atonie du conduit intestinal, usage heureux des
stimulans, comme d'un vin généreux, du camphre, du quinquina, des vésicatoires. Mais, en
outre, n'y a-t-il point des observations sans
nombre qui prouvent qu'en donnant seulement
des excitans, et en soutenant ainsi les forces de
la vie, il survient à une époque déterminée de
la maladie le changement le plus heureux? Tous
les prétendus signes de putridité disparoissent,
et bientôt on ne retrouve plus aucune trace des
symptômes. Je puis attester avoir guéri les fièvres
dites *putrides*, le plus fortement caractérisées,
en ne prescrivant que l'usage du vin pur et
des boissons vineuses, et en entremêlant quelque évacuant par intervalles. C'étoit même du
vin des contrées du Midi, où le principe tar-
tareux ne peut avoir produit aucun effet sensible.

LX. Indiquer les principes généraux du traitement, qui dérivent du caractère particulier de la
fièvre putride simple, c'est fixer avec précision les
idées ; mais ce n'est point exclure les règles variées que les complications de cette fièvre doivent
prescrire. C'est ainsi que Stoll, dans ses Constitutions épidémiques (*Ephém. 1779*), donne
l'exemple d'une complication de la fièvre pu-

tride avec la fièvre inflammatoire, qui se refu-
soit également à la méthode stimulante, non
moins qu'à celles des émétocathartiques, et contre
laquelle les rafraîchissans étoient seulement efficaces ; et c'est avec raison que cet habile observateur remarque combien une méthode uniforme de traitement pour toutes les fièvres qu'on
nomme putrides, seroit déplacée et contraire à
l'observation de tous les siècles.

LXI. GENRE IX. *Fièvre Putride ou Adynamique continue.* D'abord, quelques jours d'une
santé douteuse, puis légers frissons, douleur de
tête gravative, vertiges, abattement, morosité,
sommeil fatigant et troublé par des rêves, prostration des forces, langue blanche et visqueuse,
mais humide les premiers jours, pouls petit et
foible, et comme naturel, respiration gênée.
Ces symptômes prennent encore de l'accroissement après le premier septénaire ; soif plus ou
moins vive, et desir des boissons acides ; quelquefois pulsation des carotides, et alternatives
de rougeur et de pâleur au visage, les yeux
rouges, trouble des fonctions de l'entendement,
enduit sale de la langue, couleur fuligineuse des
dents, des lèvres, de l'intérieur de la bouche :
heureux présage si, vers la fin du second septénaire, l'urine devient trouble, épaisse et sédimenteuse ; quelquefois, sueurs générales avec
tous les caractères d'une crise ; d'autres fois,

diarrhée modérée opère la solution de la maladie. La surdité, à cette époque, notée aussi comme d'un heureux présage, sur-tout si le pouls devient plus plein, plus élevé et plus mou; mais, dans les cas plus graves, la maladie se prolonge au-delà du second septénaire, avec persistance et accroissement des symptômes, perte totale des forces, épuisement et syncope au moindre mouvement, pouls très-foible et tremblotant, langue desséchée et dure, avec des fissures, perte des mouvemens de cette partie et sons inarticulés, plus de sentiment de soif, éruptions de pétéchies rouges, livides ou noirâtres; quelquefois, hémorragies diverses, stupeur et affection soporeuse, les yeux ternes, délire taciturne, destruction comme graduée de la sensibilité et de l'irritabilité, face hippocratique et extinction totale des forces de la vie.

LXII. GENRE X. *Fièvre Rémittente-Putride ou Adynamique.* Lacune encore à remplir dans la Pyrétologie. Nul doute qu'il n'existe des fièvres rémittentes-putrides; mais pouvons-nous encore prononcer sur leurs caractères génériques?

LXIII. Les fièvres intermittentes pernicieuses, dont on trouve la description dans les écrits de Mercatus, de Morton, de Torti, de Werloff, &c. sont appelées rémittentes par quelques auteurs, parce qu'on croit qu'il n'y a point un état d'apyrexie dans l'intervalle des accès ; mais ces fièvres appartiennent à l'Ordre V.

LXIV. Les fièvres que quelques auteurs ont appelées rémittentes-putrides, ont été appelées par d'autres auteurs rémittentes-bilieuses. J'ai assez observé ces dernières pour être assuré qu'elles sont très-distinctes des autres (Ordre III), qui sont d'ailleurs fort rares dans les hospices, puisque je ne pourrois citer que trois exemples dont j'ai recueilli les histoires ; ce qui est insuffisant, non-seulement pour former les caractères du genre, mais encore ceux des espèces.

LXV. Pringle, Macbride, Clegornh et plusieurs autres auteurs entendent par fièvre rémittente celle qui a des exacerbations régulières, ce qui comprend alors plusieurs genres de fièvres continues. Pour éviter toute équivoque, j'entends, avec Stoll, par fièvre rémittente-putride, celle qui continue avec des exacerbations semblables à un accès complet ou incomplet de fièvre intermittente ; et c'est dans ce sens qu'il y a encore une lacune à remplir pour la détermination de ses caractères génériques.

ORDRE V.

Fièvres Ataxiques (Malignes).

LXVI. C'est une heureuse ressource pour un esprit peu exact et peu propre à mettre de la justesse dans ses expressions, que l'usage de certains termes d'une signification indéterminée, et qu'on peut employer à tout propos sans crainte d'être trouvé en défaut; telle est la dénomination de fièvre maligne qu'on donne le plus souvent indistinctement aux maladies les plus graves, quoique le judicieux Sydenham ait expressément remarqué que de telles fièvres ne s'observent point tous les jours, et qu'elles diffèrent par leurs caractères essentiels des fièvres qui ont porté le même nom, à cause de l'anomalie de leurs symptômes. Je n'imiterai point un auteur moderne (1) qui, après avoir fait une longue énumération des opinions des divers auteurs sur cette fièvre, remonte à la cause prochaine de celle-ci, qu'il attribue à de prétendus vices du fluide nerveux, à son excès, son défaut, sa ténuité, son

---

(1) *Traité de la Fièvre maligne simple*, &c. par Chambon. *Paris*, 1787.

acrimonie, &c. comme si ce fluide avoit été exa-
miné et soumis à l'analyse chimique. En admet-
tant même son existence, ses propriétés caractéristiques s'éloignent tellement de celles des
autres fluides connus, qu'on doit être d'une
extrême circonspection pour prononcer sur ces
altérations diverses.

LXVII. Caractère particulier de l'école de
Goëttingue, de faire marcher de front les recherches sur l'économie animale, d'après les
expériences des modernes, avec une étude approfondie de la médecine hippocratique. Aussi
Baldinger (*Opuscula Medica*) a-t-il fait un
rapprochement ingénieux entre les phénomènes
de la sensibilité et de l'irritabilité, et les notions
exactes et lumineuses que le père de la médecine
nous a transmises sur les signes distinctifs des
vraies fièvres malignes, sur-tout dans les prénotions coaques : sentiment du froid ou frissonnemens avec douleur, tension, rigidité du tronc,
de l'épine du cou, des membres, quelquefois
avec apparence de tétanos, et des sueurs par-
tielles et légères ; en même temps autres affections locales les plus graves, perte de la voix,
douleur au cou, agitations avec mal-aise général, terreurs pusillanimes, abattement extrême,
tristesse profonde sans cause connue, disurie
ou ischurie, stupeur, altération des fonctions
de l'entendement, au point de méconnoître ses

proches, oblitération de la mémoire, affection comateuse, délire taciturne, soit durant la veille, soit pendant le sommeil ; prostration totale des forces sans aucune évacuation marquée, changement subit dans les extrémités, réponses brusques et dures, voix aiguë, gesticulations, sentiment de strangulation, vue égarée, langue tremblante, &c. On pourroit peut-être défier l'observateur le plus éclairé et le plus réfléchi, de trouver dans l'exercice de la clinique quelque symptôme de malignité qui n'ait été indiqué dans les prénotions coaques. On peut ajouter que tous ces symptômes (1) consistent manifestement dans une lésion du principe de la vie, qui réside dans les nerfs et dans les muscles. Cette lésion est loin de tenir toujours à un état

---

(1) Les fièvres malignes n'ont pas toujours le caractère de maladie aiguë, comme les fièvres putrides, puisqu'il y en a dont la marche est lente ; les premières, d'ailleurs, se terminent rarement, ou presque jamais, par une évacuation critique notable. Au défaut de crise se joignent des urines limpides, la peau sèche ; au lieu que les fièvres putrides sont marquées souvent par une diarrhée fétide, une hémorragie difficile à arrêter, des pétéchies ou autre exanthème semblable, ou bien un abcès gangréneux à l'extérieur, &c. Les métastases aux glandes, aux articulations ou aux nerfs, sont, au contraire, des solutions propres aux fièvres malignes. Par-là, on peut juger des symptômes propres aux complications de ces deux maladies.

de diminution ou d'oblitération des fonctions nerveuses ; car quelquefois ces fonctions sont portées à un degré extrême de vivacité ; les yeux quelquefois si sensibles, qu'ils ne peuvent supporter l'impression des rayons de la lumière ; les oreilles si vivement affectées par le moindre bruit, qu'il peut en résulter des convulsions. Il en est de même du tact et de l'odorat ; les vices de la déglutition portés quelquefois jusqu'à une sorte d'affection hydrophobique.

LXVIII. On aime à voir les progrès de la médecine assujettis à la marche générale des sciences naturelles, ses principes fondamentaux sur divers objets d'abord établis, puis propagés et étendus par des recherches ultérieures, et ensuite l'ensemble des connoissances acquises réduites en un ordre régulier et méthodique. Hippocrate avoit signalé les caractères généraux des fièvres malignes, et indiqué les signes extérieurs propres à les faire reconnoître ; mais, pour approfondir la marche de ces fièvres, et apprendre à la voir sous toutes leurs faces, il a fallu peut-être tout l'essor qu'ont pris parmi les nations modernes la navigation, le commerce, les expéditions guerrières, l'abus énervant des plaisirs, l'ambition exaspérée de la fortune, des dignités, de la gloire ; c'est-à-dire que l'espèce humaine a eu besoin d'être soumise à l'épreuve des passions les plus violentes, et des situations les plus

extrêmes et les plus orageuses. Mais tous ces
faits précieux n'eussent-ils point été perdus sans
les progrès solides qu'a faits la médecine durant
ce siècle, et sans le talent observateur de quelques hommes rares, dont les travaux réunis
semblent avoir maintenant épuisé tout ce qui
tient à l'histoire de la fièvre maligne ? De ce
nombre sont Huxham, Torti, Lind, Rouppe,
Werloff, Pringle, Home, Dehaën, Stoll, Macbride. Il ne restoit plus qu'à réduire toutes ces
recherches en un tableau synoptique; et c'est ce
que Selle est parvenu à faire dans sa Pyrétologie,
en ramenant l'ordre des fièvres (*atactæ*) ataxiques à trois genres. Une simple comparaison
suffit pour montrer combien cette distribution
est supérieure à celle des autres Nosologistes sur
le même objet. Peut-être même seroit-on réduit
à l'imiter en tout, si on se privoit des ressources
de sa méthode analytique.

LXIX. Le titre de fièvre nerveuse, donné
souvent par les auteurs à la fièvre maligne, pourroit induire en erreur, et faire attribuer une
trop grande extension à ce terme, si on n'avoit
soin de déterminer sa vraie signification. Ainsi les
fièvres de chacun des ordres précédens peuvent
offrir des symptômes nerveux, comme tremblemens, délire, soubresaut des tendons, convulsions, &c. sur-tout lorsque la maladie tend vers
une terminaison funeste ; mais ce n'est point là,

à proprement parler , une fièvre maligne ; ce n'est point là même une complication de la fièvre maligne avec quelqu'un des ordres précédens ; et pour bien faire sentir cette différence , je vais donner des exemples de ces complications particulières ; car ce n'est qu'en analysant ainsi ses idées qn'on peut parvenir à répandre quelque jour sur une matière des plus obscures qu'il y ait en médecine.

LXX. Dehaën (tom. IX , chap. IX) , en décrivant l'histoire d'une fièvre épidémique qui avoit régné à Vienne , donne les caractères d'une fièvre maligne compliquée avec un état inflammatoire , ou plutôt avec des simulacres de phlegmasies locales ; d'abord mouvemens fébriles vagues , intenses dans les uns et foibles dans les autres ; certains malades attaqués de signes d'une inflammation grave de l'arrière-bouche , de la plèvre , du poumon , du ventre , tandis que d'autres en étoient entièrement exempts ; plusieurs d'entre eux détenus au lit , avec prostration des forces , et plusieurs autres continuant à vaquer à leurs affaires , quoique dans un état très-débile. Le troisième , quatrième ou cinquième jour , ou même plus tard , pétéchies ou éruption miliaire rouge ou blanche , et mort prompte ; d'autres fois , la maladie prolongée jusqu'au douzième ou quatorzième jour , aboutissoit à un délire tranquille , furieux , et les malades périssoient dans les convulsions ; un abattement plus ou moins grand et la stupeur accompagnoient, à peu d'exceptions près, la maladie depuis le commencement jusqu'à la fin. Les meilleurs remèdes furent les toniques. Il paroît que les pétéchies et les convulsions étoient l'effet de l'antique préjugé des bonnes femmes, qui accabloient les malades du poids des couvertures, sans avoir soin de renouveler l'air de l'intérieur des chambres.

LXXI. La complication de la fièvre maligne avec la fièvre bilieuse est tracée d'une manière plus exacte dans l'ouvrage de Finke (*De Morbis biliosis anomalis*). Les individus les plus sujets à cette sorte de fièvre, étoient des femmes hystériques et foibles, des hommes énervés par des excès d'intempérance, ou bien par l'abus de la saignée, des purgatifs, &c. Les signes précurseurs, douleur de tête intense, tantôt au front, tantôt à l'occiput, avec un sentiment de mal-aise à l'épigastre, nausées et quelquefois vomissemens, abattement, morosité sombre, frayeurs, effusion de larmes et disposition au désespoir ; ce qu'on n'observoit point dans d'autres fièvres bilieuses, tremblement des membres et vacillation sur ses genoux, sentiment de froid à peine sensible au commencement, avec de la chaleur entremêlée, pâleur de la face ou couleur foncée ; quelques-uns ne restoient que quelques heures

au lit, et d'autres y étoient constamment détenus, ce qui amenoit des sueurs copieuses et une
somnolence agitée par des rêves effrayans; pouls
plus foible que dans la fièvre bilieuse simple,
langue d'abord sale et muqueuse, puis jaune ou
même noirâtre, avec une saveur amère et des
nausées; variétés de l'urine, quelquefois limpide, et d'autres fois trouble: dans quelques malades, singulières contractions spasmodiques des
mains et des pieds; quelquefois, diarrhée incommode au commencement, ensuite irrégularité
des déjections: les symptômes quelquefois à un
degré si modéré, que le régime et l'usage des
laxatifs ramenoient la santé; mais d'autres fois
les malades étoient enlevés par une mort inopinée. En comparant la marche de cette maladie
avec celle de la bilieuse simple, on reconnoît
facilement les symptômes qui appartiennent à
la fièvre maligne ou ataxique.

LXXII. Plusieurs exemples de complication
de la fièvre pituiteuse ou muqueuse avec la
fièvre maligne, dans l'ouvrage de Rœderer et
Wagler (*De Morb mucoso*); mais la fièvre
épidémique décrite par Stoll, an 1777, sous le
nom de *fièvre lente nerveuse*, porte sur-tout le
caractère de cette complication; mouvemens
fébriles obscurs dès le commencement, tantôt
avec élévation, tantôt avec dépression du pouls;
horripilations légères et vagues, état de la langue

varié, quelquefois couverte d'un enduit gluti-
neux, d'autres fois desséchée, rouge, blanchâtre
et comme brûlée, anorexie, saveur amère et
quelquefois nulle ; point de soif, douleurs rhumatismales des membres ; ardeur dans l'estomac,
l'abdomen ou quelque partie de la poitrine ; sciatique. douleur vive des lombes, stupeur, confusion des idées, tintement des oreilles, délire
taciturne, surdité, pesanteur de la tête, toux le
soir et pendant la nuit, avec des variétés dans
l'expectoration, diarrhée souvent incommode
et funeste aux malades, &c. Mais, dans cette
fièvre, les symptômes muqueux prédominent
beaucoup sur les nerveux : aussi Stoll doute s'il
ne faudroit pas plutôt lui appliquer le titre de
fièvre *pituiteuse* ou *lymphatique*.

LXXIII. Veut-on connoître une maladie qui
participe du caractère de la fièvre putride et de
la fièvre maligne ou ataxique? on en a l'exemple
dans ce qu'on appelle la fièvre des prisons ou
des hôpitaux, dont Pringle donne une description si exacte ; fièvre que j'ai observée sous
toutes ses formes dans les infirmeries des prisons
de Bicêtre, et dont j'ai été frappé au plus haut
degré en donnant mes soins aux détenus. Au
début, vicissitudes de chaud et de froid, tremblemens dans les mains et quelquefois engourdissement dans les bras, et durant la nuit chaleur excessive ; progrès de la maladie marqués

par une augmentation de ces symptômes, douleur à l'épigastre et au dos, abattement extrême; le pouls, qui d'abord s'étoit soutenu ou avoit beaucoup varié pour la force ou la fréquence, devient très-foible et très-déprimé; quelquefois, insensibilité ou sorte d'extinction des forces vitales dans une des deux mains ou les deux ensemble, au point d'offrir un aspect cadavéreux durant tout le cours de la maladie (j'ai éprouvé moi-même ce symptôme); urine très-variable; certaines fois constipation opiniâtre; d'autres fois, selles involontaires, colliquatives, ichoreuses ou sanguinolentes; pâleur du visage, traits défigurés, délire taciturne, soubresauts des tendons, ou bien les yeux rouges, les traits menaçans, le plus haut degré de frénésie; l'éruption des pétéchies accompagne souvent cette fièvre, qui n'est marquée ordinairement par aucun effort ou évacuation critique, quoique dans les cas favorables elle se termine à la fin du second ou troisième septénaire.

LXXIV. Des notions justes et précises des caractères de divers ordres qui ont précédé, et sur-tout des genres primitifs contenus dans ces ordres, et le rapprochement de ces caractères avec les fièvres composées (LXX et suiv.), conduisent déjà à la connoissance de ce qui distingue la fièvre maligne ou ataxique, en faisant une sorte d'isolement ou d'abstraction des symp-

tômes nerveux qui sont venus s'y joindre ; ce
qui indique une disposition individuelle antérieure, une plus grande sensibilité, un état de
débilité ou d'épuisement dans la personne qui a
contracté cette fièvre composée. Quelquefois
aussi ce sont des chagrins profonds ou des
miasmes contagieux qui, par leur impression
délétère, ont porté atteinte aux forces vitales,
et ont donné un caractère de malignité à la fièvre ;
la preuve en est d'autant plus évidente, que la
fièvre maligne ou ataxique existe quelquefois
isolée et sans aucune sorte de complication,
comme je pourrois le rendre sensible par des histoires particulières des maladies, consignées
dans mes journaux d'observations, et comme
Selle le reconnoît lui-même dans sa Pyrétologie.
Le même état qui dispose aux maladies chroniques nerveuses, rend sujet aux fièvres nerveuses, qui ont une marche aiguë. De-là vient
que les symptômes de ces fièvres paroissent
quelquefois légers et exempts de danger, par le
défaut de réaction fébrile.

Un exemple va rendre sensible le vrai caractère de la fièvre ataxique simple. Un homme
âgé de quarante-cinq ans, sembloit avoir passé
par tous les degrés de l'abus des boissons spiritueuses ; il avoit d'abord commencé par boire
quelques bouteilles d'un vin généreux par jour,
et il avoit fini par en boire jusqu'à huit à dix

bouteilles, en faisant même un choix des vins les plus spiritueux : ses sens blasés ne pouvant plus être excités par les vins ordinaires, il y mêloit de l'eau-de-vie pour les rendre plus forts. Cet expédient devenant encore insuffisant après quelque temps, il en vint jusqu'à faire infuser de la cannelle, de la noix muscade, et autres aromates les plus forts, dans le vin destiné à sa boisson ; c'est dans ces circonstances qu'il fut conduit à Bicêtre, l'an 2e de la république, pour des événemens de la révolution, et qu'il fut réduit, par conséquent, à un régime beaucoup plus sobre. Un mois après sa détention, il fut transporté aux infirmeries pour cause de maladie ; il se plaignoit d'un grand abattement, et disoit avoir éprouvé précédemment quelques frissons irréguliers ; son pouls étoit presque naturel, son visage peu altéré, nul symptôme d'affection gastrique, nulle douleur particulière ; le lendemain calme apparent, mais sorte de délire taciturne, réponses vagues aux questions que je lui faisois, sorte de stupeur, air d'étonnement, gestes ridicules, très-grande agitation durant la nuit. Le troisième jour, prostration extrême des forces, aphonie, pouls très-foible et déprimé. Je prescrivis les cordiaux et l'application des vésicatoires ; mais l'effet de ces derniers sur la peau fut nul : je les fis rendre plus irritans une deuxième et troisième fois, et cependant ils ne firent pas plus d'impression que s'ils avoient été appliqués sur une substance inanimée. Mort le sixième jour de la maladie. Est-ce chagrin de la détention ? est-ce un état de débilité indirecte, pour me servir du langage de Brown, ou bien la fièvre des prisons gagnée par contagion, qu'on doit regarder comme la cause déterminante de cette fièvre ataxique ? Quoi qu'il en puisse être, cette dernière peut servir d'exemple de ce qu'on appelle fièvre maligne, sans aucune sorte de complication avec les fièvres d'un autre ordre.

LXXV. Fréquence extrême des fièvres, soit putrides simples, soit malignes ou ataxiques simples, soit enfin d'un genre mixte, dans les infirmeries de la Salpêtrière, durant l'hiver de l'an 4ᵉ. Il résulta du relevé des registres, que la plupart des femmes attaquées de ces fièvres étoient récemment entrées dans l'hospice : elles avoient donc éprouvé l'influence des causes les plus débilitantes ; disette prolongée et pénurie extrême, chagrins domestiques les plus amers, sorte de désespoir d'être réduites à un asyle qui contrastoit avec leur ancienne aisance ; car c'étoit des ci-devant religieuses, des rentières ou des personnes qui tenoient à l'ancienne noblesse, soit par des motifs d'intérêt, soit par des liaisons du sang. Quel concours de circonstances physiques et morales pour produire les fièvres dont je viens de parler, non moins que pour bien apprendre à saisir leurs vraies différences ! En même temps donc que je cherchois à rassurer les malades par les propos les plus consolans, et à leur prodiguer tous les soins de mon triste ministère, je tâchois d'analyser, par de fréquentes comparaisons, les notions qu'on doit se former, soit de la fièvre putride simple, soit de la fièvre maligne ou ataxique simple, soit de leur complication réciproque. Je voyois quelquefois la première suivre son cours avec la série des symptômes ci-dessus (L.), mais aboutir quelquefois, par une sorte de métastase, à une affection de la poitrine; toux, respiration gênée, peu ou point d'expectoration, ce qui finissoit, à cause de la décadence de l'âge, par le râle, présage ordinaire de la mort; d'autres fois, c'étoit l'abdomen qui étoit sur-tout attaqué, soit diarrhée très-fétide, qui devenoit comme colliquative, et augmentoit la prostration des forces, soit météorisme du ventre, qui finissoit aussi par être funeste. Dans tous ces cas, je ne voyois encore que les caractères de la fièvre putride ou adynamique simple, et il en étoit de même lorsqu'il survenoit, dans le cours de la fièvre, des parotides symptomatiques dont j'ai parlé ailleurs (LX.); mais aussi-tôt qu'il se manifestoit avec les symptômes ci-dessus, quelque affection nerveuse bien prononcée, comme délire taciturne, les yeux égarés ou le regard fixe, perte de connoissance, aphonie, syncopes, convulsions, état comateux, &c. je reconnoissois un caractère mixte dans la fièvre, et je lui donnois le titre adopté par les auteurs, de fièvre *putride nerveuse*, en me bornant alors aux dénominations anciennes : enfin, lorsqu'il ne se déclaroit que des symptômes nerveux simples, et sans aucune autre complication, air égaré, dilatation des pupilles, urines limpides, peu de sensibilité, mouvemens convulsifs, ou toute autre affection grave, je mettois cette maladie dans la série des fièvres malignes simples. L'ouverture du corps a souvent manifesté, dans ces derniers cas, une sorte d'épanchement lymphatique au-dessous de la dure-mère, au point qu'en ouvrant cette dernière, il s'est formé une sorte de jet d'un fluide plus ou moins étendu ; un des deux ventricules du cerveau s'est aussi trouvé dans ce cas dans un état de dilatation manifeste, avec un épanchement lymphatique. On a trouvé dans un cas une énorme distension du ventricule droit, puisque la surface de sa paroi interne avoit deux pouces et demi de hauteur, et que la partie postérieure du cerveau qui terminoit la cavité étoit tellement amincie, qu'elle n'avoit pas plus de trois lignes d'épaisseur. Cette femme étoit morte dans une affection comateuse.

LXXVI. Quelle oscillation dans les principes du traitement, quand on ne prend pour guide que des notions chimériques ou des suppositions arbitraires sur la cause de la fièvre maligne! Stoll loue un certain disciple d'Heister, qui regardoit comme gastriques ou mésentériques les fièvres malignes avec des exanthêmes, qui se proposoit de débarrasser les premières voies par de petites doses réitérées d'une mixture, où entroit l'ipécacuanha, et qui prescrivoit, en outre, d'autres remèdes pour favoriser la transpiration et la sécrétion des urines. Avec quelle complaisance Stoll cite les auteurs qui, comme lui, livrent une éternelle guerre à la bile, comme à un agent protéiforme qui menace sans cesse notre vie! Je ne chercherai point à retirer du juste oubli où ils sont plongés ces prétendus alexipharmaques que vantent tant d'auteurs crédules, et à qui ils attribuent les vertus les plus magiques, pour détruire certains principes de malignité répandus, suivant eux, dans le sang et les fluides. Quelle idée repoussante doivent réveiller les monstrueux fatras de la thériaque, du mithridate, du philonium, quand on a étudié la matière médicale avec des connoissances exactes de botanique et de chimie! L'usage des remèdes simples, si conforme au bon goût et à une saine doctrine, a du moins l'avantage de produire les effets les plus directs, de ne point compliquer l'histoire de la maladie ; et que ne doit-on point attendre de l'emploi judicieux du quinquina, de la racine de serpentaire de Virginie (*Poligala Senega*, L.), des juleps camphrés, sur-tout dans les fièvres malignes par contagion ? car, dans la fièvre nerveuse sporadique, il y a souvent (LXXV.) un vice organique contre lequel toutes les ressources de la médecine viennent échouer. On sait avec quel succès le vin généreux a été employé contre les fièvres ataxiques, par Huxham, Pringle, &c. et c'est-là le remède le plus général que j'emploie dans l'hospice pour soutenir les forces de la vie, et donner le temps à la maladie de parcourir ses périodes. Dans la fièvre maligne que je contractai moi-même par contagion il y a près de quatre ans, je n'ai échappé à la mort qu'à l'aide d'un vin d'Arbois, de sept ans, dont on me faisoit prendre de petites doses très-rapprochées. Une distribution des fièvres, suivant leurs affinités naturelles, et non d'après des rapprochemens forcés ou des conformités vagues, ne doit-elle point faire rapporter à l'ordre des fièvres ataxiques les fièvres intermittentes ou rémittentes pernicieuses, si exactement décrites et si heureusement traitées par Morton, Torti, Werloff, et d'autres auteurs qui ont marché sur leurs traces ?

LXXVII. GENRE XI. *Fièvre maligne ou*

ataxique sporadique. Au début, frissonnemens, suivis d'un léger sentiment de chaleur, quelquefois avec une somnolence marquée, pouls petit, foible et avec des variations pour la fréquence, air égaré, souvent pupilles dilatées, ventre déprimé, avec constipation, urines limpides, quelquefois douleur des membres et de la région précordiale, son de voix plus aigu par intervalles ; dans certains cas, convulsions ou roideur tétanique du tronc, langue âpre, blanche, sèche ou tremblante, les yeux ternes ou bien fixes, brillans, rouges, d'autres fois même fermés, tintement d'oreilles ; certaines fois, dureté de l'ouïe ou extrême sensibilité du nerf acoustique, prostration des forces.

LXXVIII. Genre XII. *Fièvre maligne ou ataxique par contagion.* Frissons irréguliers, débilité extrême, air de chagrin et de consternation, vertiges, douleur de tête vers l'occiput, pouls déprimé, fréquent et irrégulier, voix tremblante. Dans ce premier temps de l'impression de la contagion, si on se met au lit, qu'on provoque la sueur en prenant du bon vin ou quelque potion cordiale animée, on peut empêcher le développement de la fièvre ; mais si elle continue son cours, prostration des forces, douleur vive aux deux tempes ou dans les orbites, les yeux éteints et appesantis, ou bien rouges et dans un état d'irritation, extrémités froides, très-pâles,

ou même quelqu'une d'elles avec un aspect cadavéreux, syncopes, point de soif, respiration
très-lente et comme entrecoupée, perte de connoissance ou délire taciturne, quelquefois tremblemens des membres, ou soubresauts des tendons ou le hoquet. Si on parvient à soutenir
les forces de la malade, cette fièvre se termine
au deuxième ou troisième septénaire, mais sans
aucune évacuation critique; les forces restent
encore languissantes après la terminaison de la
maladie, ou même la lésion des fonctions nerveuses de l'ouïe, de la vue, du tact, &c. peuvent
continuer ou même durer toute la vie. Nulle
maladie n'indique plus l'usage des toniques et
des stimulans; l'application des vésicatoires très-
utile, sur-tout en les promenant, pour ainsi
dire, sur la surface du corps, et en laissant les
plaies se dessécher promptement à mesure qu'on
transporte les vésicatoires sur de nouvelles
parties.

LXXIX. Genre XIII. *Fièvre lente ner-*
veuse. Au début, horripilations légères, avec
des alternatives d'une chaleur errante et quelquefois peu sensible, langueur, abattement,
pouls petit et inégal, tantôt fort et plein, tantôt
petit, foible et à peine sensible, quelquefois
aussi avec peu de différence de l'état naturel.
C'est ainsi que procède d'abord cette fièvre,
que toutes les causes énervantes et une consti-

tution de corps lâche, foible et sensible, dis-
posent à contracter : il se manifeste ensuite des
symptômes bien plus graves ; douleur gravative
de la tête, vertiges, nausées, ou même vomissemens d'une matière noirâtre, sentiment d'oppression dans la région précordiale ; langue d'abord
blanchâtre, puis rouge et sèche, et enfin tremblante ; point de soif, sorte d'engourdissement et
de stupeur, somnolence, air de tristesse profonde, les yeux ternes, inégale distribution d'un
sentiment de chaleur et de froid, quelquefois tête
brûlante et les pieds froids, sueurs fugaces et
froides, urine limpide, quelquefois trouble et
sans sédiment, apparences d'une solution critique, et cependant nulle diminution des symptômes, quelquefois convulsions, délire taciturne, avec des mouvemens irréguliers des lèvres, des mains, le regard fixe, chute totale
des forces, en sorte qu'au mouvement le plus
léger les malades tombent dans des syncopes ;
extrémités froides, pouls tremblotant et intermittent, stupeur à l'approche de la mort ; le délire finit par une affection comateuse, par des
convulsions générales ou une apoplexie.

Cette fièvre très-bien décrite par Mannin-
gham, Langrish, Gilcrhrist, Huxham, Home,
Stoll, &c. Comme Selle en a rédigé les caractères génériques avec beaucoup d'exactitude et
de précision, j'ai cru ne devoir guère m'écarter de

la description qu'il en donne dans sa Pyrétologie.

LXXX. Genre XIV. *Fièvre rémittente maligne ou ataxique.* Durant ses accès, prostration des forces, froid des extrémités, les yeux creux, la respiration très-gênée, quelquefois le hoquet, état d'insensibilité, perte totale de connoissance; en un mot, tous les caractères de la fièvre maligne; les diverses espèces distinguées par quelque symptôme dominant qui se montre avec le caractère d'une maladie primitive, quelquefois avec les efforts les plus violens du vomissement, comme dans le *cholera-morbus*, d'autres fois avec des déjections sanguinolentes et le ténesme, de même que dans la dyssenterie: la douleur la plus vive dans la région épigastrique durant l'accès, peut aussi caractériser cette fièvre; il en est de même d'une sueur énervante et colliquative, des syncopes fréquentes, d'un sentiment de froid opiniâtre qui n'est point remplacé par celui de la chaleur, enfin d'une sorte de léthargie ou d'état comateux. Il est remarquable que quelque différence qu'il paroisse y avoir entre ces diverses affections, on peut dire qu'elles ont une sorte d'identité de nature, 1°. puisque la même cause peut produire indistinctement une d'entre elles sans donner naissance aux autres; 2°. parce qu'elles cèdent toutes au même traitement, c'est-à-dire à l'administration du quinquina; 3°. parce que, dans le même individu, une rechute fait faire succéder une de ces affections à l'autre. J'étois parvenu à supprimer le quatrième accès d'une fièvre comateuse, en donnant une once de quinquina dans l'intervalle du troisième au quatrième jour; mais, huit jours après, il survint les sueurs les plus copieuses, sans aucune trace d'affection comateuse, et je guéris de même par le quinquina ces sueurs qui devenoient très-alarmantes. Je ne puis que renvoyer, pour avoir une connoissance approfondie de ces fièvres, aux excellens ouvrages de Morton, Torti, Werloff, Senac, où l'on trouve également la description exacte de la maladie sous toutes ses formes, et les vrais principes de l'administration du quinquina; il n'y a pas peut-être d'objet, en médecine, qui ait été traité avec plus de sagacité et de succès (1).

(1) Sur onze malades de l'hospice, attaquées en divers temps d'une fièvre rémittente maligne, avec un état comateux, une sorte d'insensibilité, un pouls très-foible, &c. durant l'accès, une seule a succombé; trois ont été guéries avec le quinquina, et sept avec du vin d'absynthe et des bols, où entroit la poudre de petite centaurée et des fleurs de camomille. Dans ces derniers cas, les accès n'ont pas été tout-à-coup supprimés, mais changés en accès ordinaires, et qui ont fini par disparoître peu à peu. Dans les trois exemples de l'usage du quinquina, l'extrême gravité des symptômes ne m'a pas permis de me reposer sur la vertu de nos fébrifuges indigènes.

O R D R E V I.

Fièvres Adéno-nerveuses (Peste).

LXXXI. La peste souvent reproduite en Europe sous des formes variées, mais toujours avec les caractères de dévastation et d'une épouvante générale; ses progrès si rapides et si funestes dans la plupart des individus qu'elle attaque, que la médecine est souvent réduite à les contempler en avouant l'insuffisance de ses ressources. D'un autre côté, les lumières et les résultats de son expérience, sur la manière effrayante dont cette maladie se propage, sur l'art de la reconnoître au moment où une ville en est infectée, sur les moyens d'en arrêter ou d'en limiter les ravages, sur les conseils de prudence propres à s'en préserver, &c. n'en sont pas moins honorables pour ceux qui exercent la médecine avec une ame élevée, et ne leur assurent pas moins la reconnoissance de la Patrie dans ces calamités déplorables; mais que d'écueils pour l'homme présomptueux et enflé de ses succès équivoques ! Mesures fausses ou précaires, abus d'une certaine autorité d'opinion dont on est investi, misérables conflits de l'amour-propre, disputes interminables élevées par l'intrigue, l'amour de la célébrité ou de vains préjugés de l'école.

LXXXII. Un des traits caractéristiques de la peste, est de s'être introduite plusieurs fois en Europe, et toujours par la voie du commerce, c'est-à-dire d'avoir toujours tiré son origine de l'Asie ou de l'Afrique. Thucydide, qui nous a conservé le tableau fidèle de celle qui ravagea la ville d'Athènes et toute l'Attique, à l'époque de la seconde année de la guerre du Péloponèse, remarque qu'elle étoit originaire d'Ethiopie; ses principaux symptômes, chaleur vive à la tête, les yeux rouges et étincelans, ardeur brûlante au gosier, toux continuelle, peau rouge, noire ou livide, pustules charboneuses, soif ardente, souvent gangrène aux extrémités, comme aux pieds, aux mains, aux parties de la génération. La peste qui ravagea l'Empire Romain sous Marc-Aurèle et Lucius-Vérus, étoit aussi remarquable par la gangrène des extrémités. Pourquoi Galien, qui en a été le témoin oculaire, au lieu de la décrire, a pris le parti de la fuite lorsqu'elle ravageoit Rome, ou bien semble avoir partagé la frayeur générale lorsque la ville d'Aquilée, où il séjournoit, en étoit le théâtre? Il est singulier de ne retrouver que dans les ouvrages de saint Cyprien (*De Mortalitate*) la description de la peste qui parut sous l'empire de Gallus et de Volusien, et qui avoit aussi commencé en Ethiopie ; toujours symptômes analogues , évacuations involontaires, ardeur brûlante des entrailles, les yeux rouges et étincelans, perte fréquente de quelqu'une des extrémités par la gangrène. La peste qui eut lieu vers le milieu du sixième siècle, prit aussi naissance en Egypte ; et ce n'est de même que dans les écrits de deux historiens ecclésiastiques, Evagre et Nicephore, qu'on la trouve décrite, même avec une certaine exactitude. Dans quelques pestiférés, les yeux rouges et étincelans, le visage tendu, ardeur brûlante au gosier, et mort prompte ; dans d'autres, cours de ventre, fièvre ardente , bubons aux aines ; certains mouroient dans une sorte de délire frénétique ; beaucoup aussi périrent le corps couvert de pustules charbonneuses. L'histoire remarque que la peste qui eut lieu vers le milieu du huitième siècle, prit aussi naissance en Orient (*Zonaras , annal.* lib. 15) ; mais elle se borna presque entièrement à Constantinople, et exerça sur-tout ses ravages pendant l'été ; elle étoit aussi caractérisée par la fréquence de la frénésie, et se terminoit ordinairement par des bubons. Jamais peste n'a été ni aussi universelle, ni aussi meurtrière que celle qui se manifesta en Asie, vers le milieu du quatorzième siècle , et qui se répandit ensuite en Afrique et dans toutes

les parties de l'Europe, même à différentes reprises. Guy de Chauliac, qui avoit eu occasion
de l'observer à Avignon, nous en a transmis le
tableau fidèle. Ce fut vers le milieu du siècle suivant que la peste, qui avoit commencé en Asie,
s'étendit en Illyrie, en Dalmatie, ensuite en
Hongrie, en Allemagne et dans le reste de l'Europe. Mézerai remarque qu'elle enleva à Paris environ quarante mille personnes en deux mois seulement. L'esprit d'observation en médecine étoit
alors si peu cultivé, qu'on ne trouve aucune description circonstanciée de cette peste ; on sait
seulement qu'elle étoit très-contagieuse, qu'elle
causoit beaucoup de morts subites, et qu'elle im-
primoit une si grande consternation, que les pestiférés, plongés dans le désespoir, s'enveloppoient
souvent eux-mêmes du drap mortuaire. La suette,
qui fit tant de ravages en Angleterre, à quatre
reprises différentes, durant la première moitié
du seizième siècle, avoit sans doute tous les caractères d'une vraie peste, si on considère son
origine, son extrême contagion et la grande mortalité qui en étoit la suite ; mais on n'y observoit
ni charbons, ni bubons, ni pustules, ni exanthèmes : elle consistoit dans des sueurs très-copieuses, et se terminoit ordinairement d'une manière heureuse ou funeste dans l'espace de vingt-
quatre heures. Durant tout le cours de la maladie,
inquiétude, angoisse extrême, douleur à l'épi-

gastre, palpitation du cœur, pouls fréquent et inégal, prostration des forces, &c. Le cours très-prompt et très-rapide de cette maladie a-t-il empêché l'éruption des bubons et des exanthèmes qui forment les signes distinctifs de la peste? La maladie décrite par Sennert (*De Morbo hungarico*) étoit-elle simplement une de ces fièvres de mauvais caractère qui règnent dans les camps? On le croiroit d'abord, en se bornant à la lecture des écrits de ce médecin allemand; mais si on poursuit l'histoire de ce mal funeste dans le reste de l'Europe, d'après les détails qu'en donnent Fallope, Forestus, Garidel, Jordanus et l'historien Mézerai, on ne peut méconnoître son vrai caractère. L'Europe fut encore frappée de la peste durant une grande partie de la moitié du dernier siècle; et celle-ci, observée par Diemerbroek à Nimègue, et par Ranchin à Montpellier, fut particulièrement marquée par des vomissemens, des flux de ventre bilieux, des syncopes, des affections soporeuses ou la frénésie, par des bubons et des pustules charbonneux.

LXXXIII. Que de progrès solides auroit fait la médecine, si, marchant toujours dans la ligne droite de l'observation et de l'expérience, elle n'avoit jamais été entraînée dans des écarts par l'esprit d'intrigue, la prévention et l'autorité des noms célèbres, ou bien le desir de fixer l'attention publique par quelque opinion paradoxale!

Rien n'étoit plus simple, lors de la dernière peste de Marseille et de la Provence, en 1720, que de consulter les descriptions de cette maladie observée dans différens siècles, de la comparer avec celle qui commençoit à se manifester à Marseille, et de remonter à toutes les circonstances de l'origine et des progrès de cette dernière, pour n'avoir point à se méprendre sur sa nature, et pour en arrêter promptement le cours; mais en médecine, comme par-tout ailleurs, le moyen le plus naturel et le plus sage est précisément celui qu'on se garde de suivre, ou plutôt la légéreté du jugement, une confiance aveugle dans ses lumières et les combats de l'amour-propre, parviennent bientôt à tout brouiller. Quatre médecins connus sont chargés, par les magistrats de Marseille, de constater la nature de la maladie qui débute, et de donner de prompts secours aux malades. Déclaration nette et précise de ces médecins; mais toute idée de peste rejetée par les magistrats; et, dès le lendemain, affiches publiques qui déclarent que ce n'est qu'une fièvre maligne ordinaire, causée par les mauvais alimens et la misère. D'un autre côté, le médecin et le chirurgien des forçats annoncent, dans un rapport motivé, que l'examen le plus attentif de l'état de certains malades ne leur laisse aucun doute sur le vrai caractère de la peste. Progrès effrayans de la mortalité, ordre donné par le gouvernement à des médecins de Montpellier de se rendre à Marseille, pour juger de la nature de la maladie régnante. Rapport de ces médecins fait aux magistrats, et bientôt nouvelles affiches qui repoussent toute idée de peste, et qui annoncent la nouvelle maladie comme une fièvre maligne, dont on espère arrêter promptement les progrès ; mais, par une contrariété singulière, les mêmes médecins, dans un rapport adressé directement au régent, déclarent que la maladie est caractérisée par des bubons, des charbons, des pustules livides, et que c'est une vraie fièvre pestilentielle. Chirac, premier médecin du régent, et alors dans le plus haut degré de vogue et de faveur, envoie des mémoires particuliers aux médecins, qu'il a fait déléguer. Il prend le ton ferme et dominateur que donnent de grandes places et un nom célèbre. La maladie qui règne à Marseille n'est, suivant lui, qu'une fièvre maligne ordinaire ; et il joint à cette décision dogmatique les insinuations les plus outrageantes contre les médecins et les chirurgiens de Marseille, qu'il accuse de chercher à entretenir de fausses terreurs parmi le peuple, pour rendre leurs secours plus nécessaires. Au milieu de cette vacillation d'opinions et de ces déplorables conflits de l'amour-propre, qui doivent à jamais répandre l'opprobre sur la mémoire de ceux qui les ont suscités, la désolation et la mortalité portées à leur comble. Adjonction du docteur Didier aux autres médecins délégués à Marseille, et lettre singulière de ce nouvel adjoint, qui leur fait une sorte de reproche de n'avoir pas imité Sydenham, en mettant d'abord les *malades à la litière par de copieuses saignées , et en débutant par une saignée du pied jusqu'à défaillance*. Chicoineau, Verny et Didier, enchaînés par l'ascendant et la célébrité de Chirac ; ils n'osent le contredire, et ils vont encore plus loin en répétant avec lui que la prétendue fièvre maligne n'est point contagieuse, ou plutôt qu'elle n'a d'autre contagion que celle de la terreur qu'elle inspire ; mais leurs opinions un peu chancelantes lorsqu'ils voient les rues jonchées de morts et de mourans. Quelle croyance ajouter maintenant à toutes ces relations de la peste de Marseille imprimées *avec approbation et privilége*, pendant qu'on sait que plusieurs rapports véridiques ont été supprimés par autorité. Elles ont maintenant disparu dans la nuit des temps, toutes ces réputations usurpées en médecine sous la régence, toutes ces dignités soutenues par la faveur et l'intrigue ; et puisque la vérité tardive peut se faire entendre, on peut dire qu'il ne reste de bien précis sur la peste de Marseille, que l'écrit modeste d'un médecin ignoré (1), qui

____

(1) *Relation historique de la Peste de Marseille en 1720* , par M. Bertrand, docteur en médecine du collège de Marseille.

l'a observée dans le silence, et qui ne paroît
avoir eu d'autre ambition que celle d'être utile
et de s'instruire.

LXXXIV. Début de la peste de Marseille au
commencement de juillet. Le premier malade
eut un simple charbon ; quelques jours après,
dans la même rue, fièvres avec pustules gangréneuses, et mort prompte. Le mal augmente
et s'étend dans la même rue, et les marques extérieures de contagion se multiplient avec les malades. Mortalité très-grande dans la même rue,
dès le 20ᵉ du même mois : peu à peu les rues voisines infectées ; et, dès les premiers jours du
mois d'août, les pestiférés se multiplient dans
tous les quartiers, avant le 10 août dans toutes
les rues, et avant la mi-août presque dans toutes
les maisons. Tout le reste du mois, ainsi que
celui de septembre, la maladie fut d'une violence extrême ; dans le mois d'octobre, la maladie est devenue moins mortelle, et le nombre
des malades moins grand, ce qui continua progressivement les mois suivans ; en sorte que la
maladie étoit presque entièrement éteinte en décembre et janvier. La peste de Marseille, regardée donc comme maladie épidémique, a eu quatre
périodes distincts, 1°. ses accroissemens gradués en
juillet ; 2°. son extrême intensité en août et septembre ; 3°. son déclin en octobre et novembre ; 4°. son
extinction progressive en décembre et en janvier.

LXXXV. Chicoineau et Verny, dans leur rapport sur la peste de Marseille, avoient distingué les pestiférés en cinq classes; ce qui ne sert qu'à embarrasser par une sorte d'appareil scientifique superflu. La division admise par Bertrand, bien plus simple et plus naturelle. Ce dernier se borne à distinguer, 1°. ceux qui ont éprouvé la peste avec une sorte de bénignité; 2°. ceux qui ont été frappés des symptômes les plus violens de cette maladie.

LXXXVI. Parmi quelques-uns des pestiférés de la première sorte, petit frisson au début, douleur à l'épigastre, nausées, vomissemens, mal de tête, vertiges; ensuite fièvre plus ou moins vive, et qui se terminoit en cinq ou six jours par une sueur ou des déjections alvines, mais sans éruption ni de bubons ni d'exanthèmes. Dans quelques autres cas, les bubons paroissoient, ou dès le premier temps de la maladie, ou dans le cours de quinze ou vingt jours, ou même davantage, et dans toutes les circonstances ces bubons parvenoient à une heureuse suppuration, ce qui terminoit la maladie, ou bien ces bubons se dissipoient par une sorte de résolution insensible, sans user d'aucun remède, sans éprouver aucune altération dans les fonctions vitales : mais les pestiférés de cette sorte, peu nombreux, comme on peut l'augurer de la mortalité effrayante de la maladie.

LXXXVII. La seconde sorte des pestiférés de Marseille a offert beaucoup de variétés; c'étoit quelquefois une mort subite sans aucun signe précurseur; d'autres fois, une mort très-prompte après six ou huit heures de maladie, ou tout au plus après vingt-quatre heures. Le plus grand nombre survivoit à peine deux ou trois jours, sur-tout s'il ne paroissoit ni bubons ni exanthèmes, ou si ces éruptions étoient peu décidées, sur-tout dans le premier et second périodes de l'épidémie. Le troisième jour étoit-il passé, on concevoit de l'espoir, sur-tout à l'aide des éruptions extérieures, et la maladie se prolongeoit jusqu'au quatrième, cinquième ou sixième jour; et alors, si les éruptions se soutenoient et parcouroient leurs périodes, les malades étoient sauvés : mais l'affaissement de ces mêmes éruptions ou leur délitescence, accompagnés de symptômes violens, étoient suivis d'une mort prompte; quelquefois aussi la mort survenoit à la suite d'un état perfide de calme; point d'agitation, point de souffrances, pouls naturel, mais prostration des forces, les yeux égarés et étincelans; ce regard sinistre, et pareil à celui des hydrophobes, c'est-à-dire, où se peignent ensemble la fureur et une sombre épouvante, forme un des caractères les plus distincts de la peste : en général, les autres symptômes analogues à ceux des fièvres malignes, mais portés dès le début au plus haut degré de

violence, abattement porté jusqu'au désespoir,
agitations, nausées, vomissemens, douleur à
l'épigastre, syncopes, oppression de la poitrine,
diarrhée, hémorragies, affections soporeuses,
délire taciturne, ou bien frénésie.

LXXXVIII. Extrême ressemblance entre les
symptômes de la peste de Marseille et ceux de
la peste de Constantinople, décrits par le docteur Mackensie, et rapportés dans les Transactions philosophiques (ann. 1764). Il en est de
même de celle d'Athènes, décrite par Thucydide ; car sa description, toute incomplète qu'elle
est par le défaut de connoissances précises en
médecine, n'en décèle pas moins le talent observateur de cet historien profond. En général, en
comparant entr'elles les descriptions des différentes pestes, on y trouve les plus grands traits
de ressemblance, à cela près que le principe
contagieux a porté plus ou moins directement
son impression sur les viscères de la tête, de la
poitrine, du bas-ventre, ou bien que ses effets
se sont combinés avec l'influence des causes locales. La même épidémie pestilentielle ne produit-elle point d'ailleurs une foule de variétés
qu'on ne peut attribuer qu'à la disposition de
l'individu qui en reçoit l'atteinte ? Dans la description d'une peste quelconque, ne remarque-
t-on point, tantôt des bubons ou des pustules
charbonneuses, tantôt aucune éruption sen-

sible ? Que de différences pour le cours et la durée de la maladie ! C'est tantôt un état de stupeur et d'insensibilité profonde, tantôt les agitations les plus vives ou la frénésie. Certains pestiférés vaquent à leurs affaires avec des bubons en pleine suppuration, et sans être affectés d'aucun autre symptôme ; d'autres fois, ces bubons sont accompagnés d'affections internes les plus graves. C'est d'après ces différences que Selle établit la distinction d'une espèce de peste très-aiguë, sans aucune éruption externe, et d'une autre espèce dont le cours est plus prolongé, avec éruption de bubons ou de charbons. Mais est-il bien exact d'admettre différentes espèces, quand la nature de la maladie indique une sorte d'identité dans le caractère ?

LXXXIX. Un esprit exercé à analyser ses idées et à se rendre un compte sévère des phénomènes des maladies, peut-il entendre sans dégoût l'énumération des formules compliquées mises en usage par Chicoineau et Verny, dans la peste de Marseille ? telles sont la thériaque, le diascordium, la confection d'hyacinthe, de kermès, les eaux thériacales, &c. Et que peut-il penser de leur efficacité, lorsque les mêmes médecins avouent qu'ils ont vu périr les malades d'une mort prompte, malgré l'emploi de ces remèdes ? Ces prescriptions faites alors peuvent être excusées, en faveur du peu de progrès qu'avoient fait la chimie et la botanique ; mais aujourd'hui que la matière médicale est si riche en substances simples, peut-on pardonner l'usage de ces fatras médicamenteux ? On trouve des préceptes bien plus sains dans la lettre du docteur Mackensie, sur la peste de Constantinople, lorsqu'il indique qu'on doit se diriger sur les mêmes principes de traitement que dans celui des fièvres putrides et malignes, employer le quinquina, le vin, le camphre ; et dans les cas de stupeur et de somnolence, recourir aux vésicatoires. Il recommande aussi avec raison, comme moyen préservatif, un éloignement de tout sentiment de terreur ou de tristesse. Le docteur Samoïlowitz, médecin russe, s'est aussi très-distingué dans le traitement de la peste, en faisant un usage très-heureux des frictions glaciales pratiquées sur le corps des pestiférés. On régloit ces frictions de manière qu'elles fussent assez fortes et prolongées depuis les épaules jusqu'à la paume des mains, et depuis le haut des cuisses jusqu'à la plante des pieds, moindres sur les hypocondres, très-légères sur la poitrine et le ventre ; dans quelques cas extrêmes, on faisoit frotter également le tronc et les membres. Les effets de ces frictions furent, en général, la rougeur de la peau, l'élévation d'une sorte de vapeurs comme quand on sort du bain, un tremblement général, et bientôt après une sueur,

qu'on avoit soin de seconder par une infusion
sudorifique. Ces frictions ont été plus ou moins
répétées suivant l'urgence des circonstances, et
leurs effets ont été si remarquables, qu'on ne peut
douter que certains pestiférés n'aient échappé
par-là à une mort certaine. Comment concilier
ces faits avec l'action débilitante que Brown
attribue toujours au froid et à sa propriété, de
produire l'atonie, le relâchement, la gangrène?
Tous ceux qui sont voués à un système exclusif,
n'ont guère d'autres ressources que de dédaigner de s'instruire des résultats de l'observation,
de les dissimuler s'ils leur sont connus, ou de
les déguiser par des interprétations obliques.

XC. Un des objets les plus dignes d'être approfondis, et j'ose dire un de ceux (1) sur lesquels
nos connoissances sont les plus avancées, est le
principe contagieux de la peste. Rien n'est mieux
constaté que les propriétés de ces effluves sub-
tils qui semblent s'exhaler avec la transpiration
du corps des pestiférés, adhérer particulière-

---

(1) Le principe contagieux de la peste est sans doute plein
d'obscurité, quand on raisonne sur-tout sans ordre et sans
frein, quand on se livre à des explications frivoles ou à des
recherches vaines sur sa nature intime, sur ses élémens, &c.
Et n'en est-il pas de même de tous les objets de physique?
Quoi de plus obscur, par exemple, que la nature du fluide
électrique, sa manière d'agir rapportée aux propriétés générales des corps? &c. Mais en se bornant simplement aux

ment à la laine, à la soie, au linge, &c. se main-
tenir dans ces objets lorsqu'on les tient renfer-
més, et se communiquer ensuite à des personnes
saines, se dissiper, au contraire, par le contact
prolongé de l'air, par leur immersion dans un
fluide, ou par l'action des fumigations. On connoît, en un mot, par le résultat des expériences
les plus constantes et les plus réitérées, les affinités de ces émanations avec certains corps, leur
manière d'agir par cet intermède sur des personnes saines, le moyen enfin de les détruire
et de désinfecter les substances qui en sont im-
prégnées ; et c'est – là peut – être une des plus
grandes découvertes de ce siècle, ou du moins
une des plus précieuses pour l'humanité, puisque la peste qui ravageoit autrefois toute l'Europe à certaines époques, est confinée maintenant dans l'Asie ou l'Afrique, sans pouvoir
pénétrer parmi nous, à l'aide de certaines mesures de prudence rigoureusement observées.
Il me faudroit ici un volume pour exposer ces

---

résultats de l'expérience sur ses affinités avec certaines substances, sur les loix qu'il suit dans son accumulation, sur sa
propagation instantanée, sur les phénomènes de son explosion, &c. tout devient simple et susceptible d'un enchaînement rigoureux de faits, comme Franklin, Œpinus, Co-
lomb, &c. en ont donné des exemples. On doit en dire de
même des effluves pestilentiels, comme le prouve l'extinction de la peste en Europe.

détails, et je me borne à renvoyer à la lecture des divers ouvrages, tels que la *Relation historique de la Peste de Marseille*; la *Dissertation d'Astruc, sur la Contagion*; le *Traité de la Peste*, par Manget; la *Dissertation de Mead, sur la Peste*, &c. L'espèce de sécurité avec laquelle les négocians d'Europe qui résident au Caire, à Smyrne, &c. vivent au sein d'une ville quelquefois ravagée par la peste, ne laisse aucun doute sur les moyens bien constans d'en arrêter la contagion, et sur la frivolité de l'opinion vulgaire, qui fait regarder les miasmes pestilentiels comme répandus dans l'atmosphère, et propres à être détruits par des feux allumés dans divers quartiers de la ville. N'est-ce point un conte fabuleux que ce qu'on dit de ce moyen employé par Hippocrate lors de la peste d'Athènes, puisque Thucydide, témoin oculaire de cette épidémie, n'en dit rien ? et d'ailleurs l'épreuve de ce moyen, faite à Toulon lors de la dernière peste, n'a-t-elle point été complètement infructueuse ?

XCI. Genre XV. *Fièvre pestilentielle, ou peste du Levant.* Pouls quelquefois à peine fébrile, avec éruption de tumeurs glanduleuses, dont on obtient rarement la résolution, mais qui finissent par une suppuration bénigne, et sauvent le malade; mais le plus souvent pouls petit, mou, fréquent, inégal, et qui disparoît par la pression de l'artère; langue d'abord couverte d'un enduit blanchâtre, ensuite rouge, noire ou aride; vomissemens érugineux, noirâtres ou mêlés de sang; chaleur presque naturelle à la surface du corps, avec ardeur brûlante à l'intérieur; les yeux étincelans, avec une vue fixe et égarée; anxiétés extrêmes, prostration des forces, abattement porté jusqu'au désespoir, stupeur, syncopes : d'autres fois, mal de tête très-violent, délire, hémorragies, pétéchies; dans certains cas nulle éruption ni de bubons ni de charbons, et mort dans quelques jours, ou tout au plus avant le troisième jour; dans d'autres cas, éruption de bubons et de charbons très-douloureux, noirâtres, et dégénérant facilement en gangrène.

Y a-t-il une fièvre intermittente pestilentielle qui règne en même temps que la fièvre continue dont je viens de tracer le caractère générique? Bertrand rapporte que quelquefois la peste de Marseille prenoit la forme de fièvre intermittente, qu'elle débutoit par un petit frisson des extrémités, qui duroit quatre ou cinq heures, et qui se renouveloit tous les jours à une époque fixe. Il ajoute que ce frisson étoit suivi d'une chaleur très-vive, avec les symptômes du plus mauvais caractère; en sorte que le second ou tout au plus le troisième accès devenoit funeste au malade; mais il est prudent d'attendre

encore, et de ne point admettre ce nouveau
genre de fièvre pestilentielle, jusqu'à ce qu'on
ait recueilli des faits nombreux et bien constatés qui forcent d'admettre cette division ultérieure ; car c'est désormais la marche invariable
qu'il faut suivre en médecine, si on veut que
cette science ne reste point au-dessous de toutes
les autres parties de l'histoire naturelle (1).

(1) Les exemples rapportés par Félix Plater, Huxham,
Pringle, de la contagion de la fièvre des prisons durant
certaines sessions des tribunaux de justice, la rapidité de
ses progrès et sa mortalité pourroient aisément la faire
assimiler à la peste ; mais qu'on fasse attention aux circonstances fondamentales d'une épidémie pestilentielle, à
son origine primitive de l'Asie ou de l'Afrique, à la propriété qu'ont les miasmes contagieux de s'attacher au fil,
à la soie, à la laine, &c. et de se communiquer, sans
s'affoiblir, à une ville entière, à une contrée, ou même à
toute l'Europe ; qu'on réfléchisse à son caractère distinctif,
à l'éruption des bubons ou des charbons, à moins que le
malade ne soit enlevé dans les premiers jours ou dans les
premières heures de sa maladie, et on ne pourra guère
nier que la peste ne forme un ordre particulier des fièvres
dont il importe d'ailleurs d'avoir les idées les plus nettes et
les plus exactes, puisque la moindre erreur peut devenir la
source d'une calamité générale.

CLASSE SECONDE.

Phlegmasies.

I. Une source éternelle d'erreurs et de faux raisonnemens en médecine, est de prendre certains termes abstraits pour des réalités, de leur supposer une manière d'être uniforme et une existence individuelle ; telle est l'inflammation en général, sur laquelle le stérile langage de l'école s'est exercé avec tant de profusion et si peu de succès. Nul autre objet n'a donné lieu à plus d'écarts d'imagination, à plus de suppositions arbitraires ; vaines applications des loix de l'hydraulique, effets secondaires transformés en causes primitives, source intarissable d'explications frivoles ou de conjectures débitées avec le ton de la conviction, aberrations continuelles de la vraie route de la médecine expérimentale, tout semble former un obstacle quand on veut réunir en un corps régulier la doctrine de l'inflammation, sur laquelle cependant on est si riche en observations particulières, non moins qu'en descriptions des genres et des espèces. Boerhaave attribue tout à un état d'obstruction des vaisseaux, Van-Swieten à un accroissement de vîtesse du sang ; Sauvages (1)

----

(1) *Dissertation académique sur l'Inflammation.*

enchérit encore sur les opinions de ce dernier, par un appareil scientifique de calcul, qu'on ne lit point quand on ignore les mathématiques, et qu'on lit encore moins quand on les cultive avec un goût épuré. Hoffman et Cullen, en s'éloignant des principes de l'école de Leyde, ne font que changer d'opinion hypothétique, et leur substituer leur doctrine pointilleuse des causes prochaines, c'est-à-dire, le spasme des extrémités artérielles. Brown, acharné à détruire les principes de Cullen, ne nous parle que de ses forces stimulantes, d'excitabilité, de diathèse phlogistique, et n'est heureux, tout au plus, qu'à faire mettre de l'accord et de la simplicité dans le traitement des inflammations particulières. Que reste-t-il à faire à une époque où un goût universel pour toutes les parties de l'histoire naturelle nous ramène à des inductions immédiates qui naissent des faits observés? C'est d'opposer la marche de la nature aux systêmes tour-à-tour adoptés ou proscrits, et de s'élever seulement à quelques vues abstraites et communes aux cinq ordres de phlegmasies.

II. Nécessité de s'aider des lumières de la médecine externe, pour avoir des notions précises sur l'inflammation, non moins que pour renverser divers systêmes qu'elle a fait naître. Avec quelque artifice que la théorie de l'obstruction, comme cause de l'inflammation, ait

été développée par Boerhaave, n'a-t-on point
à lui opposer des faits constamment observés
qui déposent le contraire? Il y a rougeur; mais
y a-t-il inflammation dans une foule de cas où
le sang s'échappe des vaisseaux, ou bien reste
en stagnation aux extrémités des veines, et puis
se dissipe spontanément sans exciter aucun
trouble? Exemples sans nombre du sang qui
reste extravasé après une contusion, ou qui est
arrêté dans les ramifications des veines, par la
compression qu'une tumeur exerce sur leur
tronc commun. Dans les varices de la vessie,
ni douleur, ni fièvre, ni d'autre symptôme
qu'une excessive débilité causée par une évacuation constante et copieuse du sang. Qu'a-
t-on trouvé après la mort? les tuniques de la
vessie beaucoup plus épaisses qu'à l'ordinaire,
toutes les veines très-distendues, et tout le tissu
membraneux gorgé du même fluide. Mêmes
phénomènes lorsqu'une tumeur indolente, par
sa compression, empêchoit le retour du sang
veineux au cœur. Dans les varices des jambes,
n'y a-t-il point stagnation du sang dans les extrémités veineuses, sans nulle trace d'inflammation? Par l'application d'une ventouse, la partie
ne devient-elle point gonflée et rouge? n'y a-t-il
point ce qu'on appelle *error loci* par le passage
du sang artériel dans des vaisseaux séreux, et
peut-on dire qu'il existe la moindre trace d'in-

flammation ? N'en est-il pas de même par l'usage
des fomentations ? Les vaisseaux séreux de
toute l'habitude du corps ne sont-ils point susceptibles du même changement par des exercices du corps violens, et n'y auroit-il point
alors, suivant le système de Boerhaave, une
inflammation générale ? Enfin le sang n'est-il
point poussé quelquefois par le vomissement
dans les vaisseaux capillaires de la conjonctive, et cette membrane ne devient-elle pas très-
rouge sans qu'il lui survienne aucune affection
étrangère ?

III. Source féconde d'écarts en médecine ;
c'est de prendre l'effet pour la cause, par la
liaison étroite et constante qu'on observe entre
certains phénomènes de l'économie animale.
C'est ainsi que le cours plus rapide du sang est
transformé en mobile primitif de l'augmentation
de la chaleur animale, de la rougeur, de la tension, de la douleur, qui font le caractère de
l'inflammation ; l'esprit d'analyse peut seul prévenir ces faux jugemens, en considérant ces phénomènes d'une manière isolée. Dans des exercices violens et prolongés pendant quelques
heures, impétuosité du sang très-augmentée,
et chaleur très-intense, mais point d'inflammation. Cette augmentation de chaleur animale ne
se dissipe-t-elle point par degrés, soit par les
courans de la transpiration cutanée, soit par les

émanations (1) des poumons ? Et d'ailleurs la chimie moderne n'a-t-elle point appris que ce développement de chaleur est l'effet non d'une vîtesse plus grande du sang, mais d'un plus grand afflux de l'air oxygène vers les poumons, par des inspirations plus fréquemment répétées, et d'un dégagement plus considérable du calorique ? Home, médecin anglais, n'a-t-il point aussi démontré, par des observations comparatives faites avec un thermomètre et une montre à secondes, que dans certaines maladies l'accroissement du nombre des battemens de l'artère, par minute, ne correspond point avec l'augmentation de la chaleur animale ? La douleur, si souvent la suite d'une inflammation locale, peut-elle en être la cause, puisque les nerfs des membranes qui couvrent les os sont, dans certaines maladies, très-distendus et d'une douleur exquise sans inflammation ni fièvre ? N'en est-il pas de même dans les enflures du genou, qu'on nomme tumeurs blanches ? Que d'exemples à citer de dou-

---

(1) Les expériences faites par Fordice, dans des chambres très-échauffées (*Med. comment.* vol. IV), n'ont-elles point appris aussi jusqu'à quel point la chaleur animale et le nombre des battemens de l'artère peuvent être augmentés sans produire l'inflammation ? Mais à quoi tient la facilité qu'on a de contracter une maladie inflammatoire par l'impression du froid, lorsqu'on est échauffé par un exercice violent, ou par la chaleur de l'air qui nous environne ?

leurs sans inflammation , migraines , coliques
des peintres , odontalgie , passage du calcul bi-
liaire à travers le conduit cholédoque , descente
du calcul des reins à travers les uretères , &c. !
Règle assez générale , toute douleur sans symptôme fébrile tient à une lésion de la sensibilité
ou à une affection nerveuse ; celle , au contraire ,
qui est accompagnée de fièvre , tient à une affection inflammatoire.

IV. Pourquoi perdre plus de temps dans des
discussions oiseuses , de ce qui ne porte que le
caractère d'une opinion hasardée ou d'un simple
jeu de l'imagination ? Vice général de toutes les
théories de l'inflammation ; c'est de regarder ce
terme comme univoque et comme représentant,
dans tous les cas, une même série de symptômes,
tandis qu'il doit être pris avec des acceptions
différentes , suivant que le siége en est dans les
membranes muqueuses , dans les membranes
diaphanes , dans les glandes , dans le tissu de la
peau ou bien dans les muscles ; mais ces parties ,
si différentes entr'elles quand on les compare,
pour le tissu , la structure , la sensibilité et les
fonctions organiques (1) , n'en ont pas moins

____

(1) En suivant la marche rigoureuse de l'analyse , c'est-à-
dire en examinant les objets avec attention , en les rapprochant ensuite suivant leurs affinités naturelles , et en les
considérant d'abord dans leur état de simplicité pour s'élever

certains rapports communs dans les lésions qu'elles éprouvent par une cause irritante ; et n'y voit-on point s'y développer, quoiqu'à dif-férens degrés et à diverses proportions, la cha-leur, la rougeur, la tension et la douleur, dont l'ensemble est indiqué par le terme abstrait d'*in-flammation*? Dans tous les cas, ne faut-il pas remonter à un principe irritant, à un agent physique ou chimique qui produit une plaie, une déchirure, une concentration de calorique, ou qui exerce un frottement prolongé sur quel-que nerf ou fibrille nerveuse? C'est ce qui se

---

ensuite à leurs diverses complications on peut former cinq ordres de phlegmasies. 1°. La phlegmasie des membranes muqueuses ou pituiteuses, comme celles qui revêtent l'inté-rieur des narines, de l'arrière-bouche et tout le conduit alimentaire, la trachée-artère, la vessie urinaire, l'urèthre, le vagin, l'utérus ; 2°. la phlegmasie des membranes dia-phanes qui ont un tissu ferme et serré, et un certain degré de transparence, comme la dure et la pie-mère, la plèvre, le péricarde, le péritoine, la tunique vaginale du testicule, le périoste, les capsules ligamenteuses des articulations ; 3°. la tumeur phlegmoneuse qui a son siége dans le tissu cellulaire, les glandes, les viscères, comme le foie, le pou-mon ; 4°. la phlegmasie des muscles, soit de ceux qui servent à mouvoir le tronc et les extrémités, soit de ceux qui servent à la déglutition, à la formation des sons, soit enfin du cœur et du diaphragme ; 5°. la phlegmasie cutanée, c'est-à-dire celle qui a seulement lieu dans les tégumens, comme l'érysi-pèle, la petite-vérole et autres exanthêmes.

manifeste aux yeux dans toute inflammation
externe : mais toute irritation ne produit point
l'inflammation ; car si la première est prompte
et courte, comme quand on pique le cerveau ou
quelque nerf avec un instrument aigu, il n'en
résulte que des spasmes dans certains muscles.
Si, au contraire, l'irritation est prolongée, et
qu'elle exerce un frottement soutenu sur une
partie sensible, comme lorsqu'un corpuscule
est entré sous la paupière, ou lorsqu'un corro-
sif est resté long-temps appliqué sur une surface, alors il survient, suivant les loix générales
de l'économie animale, un accroissement de chaleur, un afflux de sang et de fluide lymphatique,
de la tension et de la rougeur, et d'où résulte
enfin de la douleur, peut-être par la distension
des fibrilles nerveuses, peut-être aussi par un
simple accroissement de sensibilité locale. L'inflammation, dans ses diverses acceptions, est
donc une affection purement nerveuse, comme
l'avoit auguré Van-Helmont, et comme Vicq-
d'Azir l'a si bien développé pour certains cas
dans son article *Aiguillon*, de l'*Encyclopédie
méthodique*.

V. Justesse des considérations des Stahliens
sur l'inflammation, qu'ils rapportent à des anomalies du ton, et qu'ils font regarder comme
une congestion active, dont les métastases subites de l'extérieur à l'intérieur, ou réciproque-

ment, donnent un exemple frappant. Cette acti-
vité vitale manifeste, par les divers degrés d'intensité que prend l'inflammation, suivant l'âge,
un état de débilité ou de maladie, une constitution plus ou moins sensible. Quelle différence
entre la plaie faite par les vésicatoires sur un
homme robuste et attaqué d'une affection catharrale, ou sur un malade réduit à l'extrémité
par une fièvre de mauvais caractère ! Que l'on
applique de l'eau végéto-minérale (*acétite de
plomb*) ou une autre substance sédative sur une
partie enflammée ou une brûlure, ne rend-on
point dans peu de temps l'inflammation nulle,
en engourdissant ou plutôt en émoussant la sensibilité de cette partie? Quelques personnes sont
si sensibles dans l'état naturel, qu'elles sont sujettes à des inflammations locales d'une grande
violence pour des causes légères, pendant que,
dans d'autres personnes, l'inflammation est légère et la cause irritante très-violente. Tous ces
phénomènes des phlegmasies externes, très-
propres à donner une juste idée de celles de
l'intérieur, qui ne sont connues que par leurs
symptômes ; toujours cause irritante et primitive qui s'est déterminée sur une partie interne.
Qu'une personne ait fait un violent exercice, ou
qu'elle ait respiré quelque temps un air chaud,
et qu'elle s'expose brusquement à l'impression
d'un air froid, les courans de la transpiration

cutanée et pulmonaire supprimés, ne sont-ils
pas propres à produire une concentration de
chaleur intérieure, peut-être aussi une réper-
cussion de la matière de la transpiration, et
par-là déterminer une irritation locale à l'intérieur? De-là, une variété et une série particulière des symptômes, suivant que le principe
irritant a été déterminé, sur des membranes
muqueuses ou bien sur des membranes diaphanes, sur les glandes et le parenchyme des
viscères ou sur le tissu des muscles. Toutes ces
inflammations internes ont été si souvent observées et si exactement décrites, leurs symptômes
et les souffrances des malades à l'intérieur sont
si d'accord avec les effets manifestes des phlegmasies externes, les traces qu'elles laissent à
l'ouverture des corps, suivant Morgagni et les
auteurs les plus exacts, ont été trouvés si souvent conformes à la marche de la maladie, que
nulle partie de la médecine n'est peut-être plus
avancée que nos connoissances acquises sur les
phlegmasies. L'esprit d'analyse étoit seulement
nécessaire pour en former un tableau méthodique et régulier, et pour faire éviter l'écueil
ordinaire à nos meilleurs pyrétologues, qui les
ont classées avec les fièvres proprement dites,
et ont fait marcher de front des considérations
sur leurs complications diverses.

VI. Répéter avec Hippocrate que, dans les

loix de l'économie animale, tout concourt, tout conspire vers une fin déterminée, c'est annoncer une vérité étayée sur des faits sans nombre. Exemple frappant pris de la fièvre symptomatique ou secondaire qu'excite certaines fois une phlegmasie interne ou externe, et qui peut prendre divers degrés d'intensité, suivant l'espèce d'inflammation, la sensibilité de l'individu, la saison ou d'autres circonstances accessoires. Succession rapide d'impressions reçues et transmises au loin. Qu'une cause irrite les nerfs ou les fibrilles nerveuses de certaines parties internes ou externes, si cette irritation est vive et prolongée, au point de produire la fièvre, ne doit-on point présumer que l'impression en est propagée au cerveau ou origine commune des nerfs, et que, par une sorte de réaction, la sensibilité du cœur et du système vasculaire en est augmentée, au point que le stimulus ordinaire du sang provoque des battemens plus forts et plus fréquens, c'est-à-dire, un mouvement fébrile? Et peut-être cette sorte d'excitation générale est-elle nécessaire pour faire cesser dans un temps déterminé, et en produisant une certaine série de symptômes, l'affection locale qui en paroît la cause occasionnelle. Doit-on donc établir cette action et réaction nerveuses comme un fait qui tient aux loix primitives de l'économie animale, suivant l'opinion de Vicq-

d'Azir, ou bien regarder, à l'exemple de Kirkland et autres physiologistes anglais, les nerfs
comme une sorte de propagation du cerveau,
et l'impression faite sur une de leurs ramifications comme immédiatement communiquée à
toute l'expansion nerveuse ? Peut-être qu'une
de ces opinions rentre dans l'autre, et ne sert
qu'à lui donner plus de force.

VII. La fièvre secondaire propre aux phlegmasies muqueuses, est quelquefois nulle et à
peine sensible, mais toujours bien moins vive
que celle qui est propre aux inflammations des
membranes diaphanes ou des muscles. Celle des
éruptions cutanées a un caractère particulier,
c'est de se manifester quelques jours avant l'éruption, au point de faire douter si elle est secondaire ou primitive. Toutes ces variétés des mouvemens fébriles propres aux phlegmasies, indiquent assez de grandes différences dans la
terminaison de ces dernières, comme d'ailleurs
le font présager la structure et les fonctions
organiques des parties qui en sont affectées.
L'histoire de ces terminaisons, renvoyée à
l'exposition des caractères de divers ordres de
phlegmasies ; il suffit d'indiquer d'avance que
l'inflammation des membranes muqueuses est
caractérisée par des changemens successifs dans
la matière de la sécrétion, et enfin par un retour à l'état naturel ; et que celle des membranes

diaphanes peut se terminer par résolution, par une exsudation d'une matière concrescible à leur surface, ou un épanchement d'un liquide lymphatique. La résolution, l'induration ou la suppuration, sont les terminaisons ordinaires aux inflammations glanduleuses, tandis que la première convient seule au rhumatisme inflammatoire, quelquefois seulement avec un amas gélatineux dans les gaines des tendons ou des muscles. On connoît les terminaisons des inflammations cutanées, telles que l'érysipèle, la petite-vérole, la rougeole, &c. Ne seroit-ce point se livrer à des considérations vagues et indéterminées, que de vouloir ici exposer les principes généraux du traitement des phlegmasies? Cette gloire réservée au docteur Brown, qui est si habile à prêter une sorte de réalité et d'existence à des termes abstraits, qui regarde la *diathèse phlogistique* comme tenant à son excitabilité passive, qui ne voit d'autre ressource que dans les débilitans, comme si ces maladies ne se guérissoient jamais en livrant la nature à elle-même, et en prescrivant simplement le régime.

ORDRE PREMIER.

Phlegmasies des Membranes muqueuses.

VIII. Qu'ils sont dégoûtans et fastidieux pour un esprit exact, ces mots pris d'une médecine humorale qu'on répète sans fin depuis des siècles sans leur attacher aucun sens précis, et qu'on retrouve sans cesse dans les livres, non moins que dans les explications scientifiques des gardes-malades ! Tel est le terme de pituite sur lequel Galien et ses serviles disciples ont tant fait jouer leur imagination brillante. Borellus, Bellini, Lower, &c. assimilent la pituite à la lymphe. Lyster (*De Humoribus*) cherche à établir leurs différences; mais sans perdre le temps à parcourir cette longue vacillation d'opinions ou d'erreurs, cherchons à déterminer par des faits observés ce qu'on entend par inflammations pituiteuses ou plutôt muqueuses, en nous élevant toujours aux fonctions organiques des parties, et en faisant considérer en sous-ordre, et comme un objet passif, la matière de la sécrétion.

IX. J'ai déjà dit que j'entends par membranes muqueuses, celles qui revêtent l'intérieur des

narines, de l'arrière-bouche, du conduit alimentaire, du larynx, de la trachée artère et des
bronches, l'intérieur de la vessie urinaire, de
l'urèthre, du vagin, de l'utérus, et la surface
extérieure de la conjonctive. Ces membranes,
quelles que soient leurs positions et leurs variétés, ont des propriétés communes qui tiennent sans doute à l'analogie de leur structure
et de leurs fonctions ; leur tissu est lâche et
spongieux, leur surface extérieure est comme
veloutée et parsemée de petites ouvertures en
forme de papilles (1), d'un grand nombre de
follécules glanduleux qui versent sans cesse
dans l'état de santé un fluide gluant, clair et
transparent qui les lubréfie, et sert à les proté-
ger contre d'autres impressions nuisibles : c'est-
là l'origine des mucosités des narines, de l'arrière-bouche, de l'estomac, des intestins, de la
vessie ; et ce sont-là ces excrétions, dont quelques-unes étant devenues copieuses et chroniques par l'affoiblissement de l'âge ou une
constitution particulière (LX), sont appelées
vulgairement des affections pituiteuses ou plutôt
catharrales.

X. Le principe d'irritation des catharres consiste souvent dans des variations brusques ou

___

(1) *Lieberkun, de Fabricâ et actione villorum intestinorum
tenuium hominis.*

des qualités peu connues de l'air atmosphérique. Plusieurs épidémies catharrales à diverses époques et dans plusieurs contrées de l'Europe : elles ont été décrites avec soin depuis celle de 1557 ; car, dans les temps antérieurs, la route tracée par Hippocrate pour la description des épidémies paroît avoir été abandonnée ou méconnue. Cette dernière épidémie observée dans les provinces méridionales, et la marche de ses symptômes rapportée dans les écrits de Rivière : ardeur dans l'arrière-bouche, toux violente, fièvre, douleur de tête très-vive, enchifrènement si intense, qu'il rendoit l'inspiration de l'air presque insupportable. Les maux de gorge très-violens, et devenus épidémiques en 1558, ont été décrits par Forestus (lib. I.). Les pluies et les vents du midi qui régnèrent durant l'été et l'automne de 1574, contribuèrent sans doute aux affections catharrales variées dont Baillou nous a conservé la description. Une complication avec la peste distingue l'épidémie de 1580, dont Forestus et Sennert nous ont tracé le tableau. Celle de 1658, que Willis a décrite, doit être aussi mise au rang de celles qui ont été les plus violentes. C'est assez garantir l'exactitude extrême de la description de l'épidémie de 1675 et 1676, que de citer le nom des auteurs qui l'ont tracée, Ettmuler et Sydenham ; toux fréquente et très-vive, sur-tout la nuit, d'abord sans expectoration , puis avec excrétion d'une grande quantité de matière visqueuse, respiration très-gênée et avec danger de suffocation , &c. Baglivi fait mention de l'épidémie catharrale de 1702 ; mais une des plus universelles et des plus violentes , fut celle de 1728 et 1729 , compliquée avec une fièvre primitive (Class. Ire , Ord. V.), pouls foible et déprimé, toux sèche, aussi incommode par sa continuité que par sa violence , respiration très-difficile, vertiges, délire, éternumens, diarrhée. Hoffman en donne une description exacte (*Constitutio aeris* , &c. *ann. 1728*) ; ce qui rend remarquable l'épidémie de 1752 , qu'on trouve décrite dans les Mémoires de la société d'Edimbourg, tom. II, est que l'affection s'est également étendue aux organes de la respiration et à ceux du conduit alimentaire : elle parcourut presque toute l'Europe , et fut connue à Paris sous le nom de *follette*. Huxham l'a décrite avec sa sagacité ordinaire , et telle qu'il l'avoit observée à Plymouth. Le même auteur a décrit celle de 1757 (*De aëre et morb. Epidem*). Haller nous a conservé (*Disput. morb.* tom. V) le tableau des affections variées produites par l'épidémie catharrale de 1741, et Sauvages celle de 1743. On voit dans l'épidémie de 1761 une nouvelle preuve de l'affection presque générale des membranes muqueuses ; toux sèche et importune, les yeux enflammés

et supportant à peine l'impression de la lumière,
enroument, éternumens fréquens, quelquefois
ardeur très-vive le long de la trachée-artère
jusqu'au cartilage xiphoïde, et d'autres fois le
long du gosier et jusqu'à l'estomac ; comme si
l'œsophage avoit été enflammé. Razous, médecin
de Nîmes, l'a très-bien décrite dans ses Tables
Nosologiques, sous le nom de *baraquette* ou de
gripe. Enfin les deux dernières qui ont régné
en Europe, l'une en 1775 et l'autre en 1780,
n'ont pas été moins violentes que les autres.
Elles ont été décrites par le docteur Saillant
(*Tableau raisonné des Epidémies catharrales*).
Cette dernière, qui a été très-générale à Paris,
et que j'ai éprouvée moi-même, étoit aussi remarquable par une affection presque générale
des membranes muqueuses, celles de la trachée-
artère et des bronches, la conjonctive, la membrane pituitaire, le palais, l'arrière-bouche, le
conduit alimentaire.

XI. Les symptômes de la dyssenterie ; douleurs vives d'abord, efforts vains et répétés pour
l'excrétion alvine, puis déjections muqueuses,
et quelquefois sanguinolentes, ténesmes, succession des périodes ordinaires aux affections
catharrales, résultat de l'examen anatomique,
tout indique que cette maladie tient à une affection des membranes muqueuses, sur-tout du
colon et du rectum. Elle est une de celles qui

sont les plus fréquentes et des plus anciennement connues : quelques-unes de ses causes occasionnelles indiquées par Aretée, plus exactement observées par Sydenham, quoique le traitement qu'il indique soit très-incomplet et très-souvent dangereux, par l'usage précoce des narcotiques. Depuis cette époque, les dyssenteries, soit sporadiques, soit épidémiques, qui ont régné dans différentes contrées de l'Europe, l'ont fait connoître sous ses diverses formes; car rarement elle s'offre dans l'état de simplicité d'une affection catharrale, mais, le plus souvent, dans une sorte de complication avec quelqu'un des ordres des fièvres primitives. Degner, qui en a donné un long traité sans y porter ces vues saines et lumineuses qui sont le partage d'un petit nombre d'auteurs en médecine, ne paroît avoir été guidé par aucun principe fixe dans la distinction des espèces. Zimmerman est le médecin qui a le mieux observé (1) et décrit cette maladie avec un esprit philosophique, et qui a su la dégager de tous les préjugés grossiers, soit d'un aveugle empyrisme, soit d'une théorie erronée. Sa distinction des espèces annonce un esprit élevé et plein de justesse, puisqu'il ne tire ses caractères spécifiques que de la

---

(1) *Traité de la Dyssenterie*, par Zimmerman, &c. traduit de l'allemand. *Paris*, 1787.

complication de la dyssenterie avec quelqu'une
des fièvres fondamentales dont j'ai indiqué les
principaux traits dans la première Classe (Ord. I,
Ord. II, Ord. III). Ses principes de traitement
sont développés avec soin, et discutés avec la
plus sage circonspection; au début de la maladie,
l'ipécacuanha, la crême de tartre avec beaucoup
d'eau d'orge et le tamarin : il employa ensuite,
dans le cours de la maladie, l'infusion de camomille, celle de graine de lin, des boissons émulsionnées, les lavemens de gomme arabique, et
avec beaucoup de retenue les narcotiques.

XII. La formation des aphtes très-propre à
répandre de nouvelles lumières sur la structure
intime des membranes veloutées ou muqueuses,
à cause du développement que donne cet état
morbifique à leurs villosités. Sont-ce de petites
ulcérations superficielles, comme Boerhaave et,
d'après lui, Stoll le donnent à entendre, ou bien
des tubercules et des pustules, comme le prétend Katelaer (1), auteur qui a décrit le premier
l'histoire des aphtes avec une exactitude rare?
Comme jusqu'ici on n'a point assez observé à la
loupe les changemens qu'éprouvent les membranes muqueuses par l'inflammation, la solu-

____

(1) *Commentarius de Aphtis nostratibus*, 1669. Cette Dissertation a été insérée dans une édition des ouvrages de
Morton, en 2 vol. *in-4°*.

tion de cette question est peut-être prématurée. Les aphtes, toujours accompagnées de la sécrétion d'une mucosité tenace et glutineuse; leur siége, les lèvres, les gencives, l'intérieur de la bouche (1), la langue, le palais, les amygdales, l'œsophage, et même l'estomac et les intestins grêles : on les observe fréquemment parmi les peuples septentrionaux qui habitent des lieux marécageux, sur-tout durant une saison chaude et pluvieuse; les enfans et les vieillards plus sujets à les contracter. L'éruption des aphtes ordinairement précédée d'une fièvre continue ou putride, ou d'une fièvre intermittente devenue continue, et qui a commencé par la diarrhée ou la dyssenterie; le traitement doit être varié suivant le caractère de la fièvre primi-

---

(1) Quoiqu'il soit nécessaire d'être encore circonspect avant que de prononcer sur la nature des aphtes, on peut cependant dire que ce qu'on connoît de la nature des membranes muqueuses peut répandre quelque lumière sur cet objet. Leur surface paroît parsemée de petits émonctoires des follécules glanduleux qui secrètent un fluide propre à les lubréfier. Une affection inflammatoire doit donc rendre ces émonctoires plus sensibles et plus rouges, ou plutôt les convertir en petits tubercules arrondis et percés par le sommet; ils ne paroissent rien contenir, mais la pellicule qui les recouvre étant séparée des parties subjacentes, laisse à nu ces parties, qui sont très-sensibles : en sorte que la mastication et la déglutition deviennent très-douloureuses à mesure que le mal s'étend dans l'intérieur de la bouche.

tive qui a donné naissance aux aphtes, comme
l'indique Stoll dans ses Aphorismes sur les
fièvres.

XIII. Les uretères, la vessie, l'urèthre, peuvent éprouver à leur surface intérieure des
affections catharrales par des causes générales,
comme les parties ci-dessus ; mais, en outre, les
surfaces des membranes muqueuses de ces parties sont exposées à l'action des causes irritantes
particulières ; savoir, les uretères ou la vessie
par la présence d'un ou de plusieurs calculs, et
l'urèthre par l'action du virus vénérien. Membrane rejetée par l'urèthre et parsemée de petits
calculs, suivant le rapport de Willis. L'ouverture du cadavre apprit que c'étoit une partie de
la tunique interne de la vessie. Cas semblables
rapportés par Ruisch et Boerhaave. Ce n'est
point une concrétion lymphatique ou albumineuse pareille à celle que produit dans toute
autre partie un état morbifique des artères exhalantes. Morgagni (*Epist. XLI, art. XVI*) ne
balance point de se déclarer sur ce point en faveur de Ruisch et de Boerhaave ; et citant un
exemple analogue, il compare cette séparation
de la tunique veloutée de la vessie à celle qui
a aussi lieu quelquefois dans les intestins. On
sait aussi que la gonorrhée, ou, pour parler plus
exactement, le catharre de l'urèthre, par l'action du virus vénérien, consiste dans un écou-

lement avec douleur, ardeur d'urine et érection involontaire pour l'homme. Il est bien connu maintenant que, dans le plus grand nombre de cas, il n'y a point ulcération ; que la matière de l'écoulement n'est point purulente ; mais que sa couleur variée, sa tenacité et les changemens successifs qu'elle éprouve dans les divers périodes de la maladie, l'assimilent aux autres excrétions muqueuses qui suivent une irritation inflammatoire : elle est seulement d'une plus longue durée, et ne peut guère se terminer avant le trentième ou trente-cinquième jour. Que de maux incalculables quand une gonorrhée est brusquée dans son cours par l'usage des astringens ou des purgatifs drastiques ! Quel pompeux et inutile appareil de remèdes anti-vénériens pour la guérir ! Cette maladie, dont le traitement est si simple pour un homme qui a des principes solides, devient une source intarissable d'affections vénériennes chroniques, autant par l'aveugle emploi des moyens perturbateurs ou l'appas du gain des empyriques, que par l'impatience et les craintes pusillanimes des malades.

XIV. Fanton remarque (*Dissert. anat.* ann. 1745) que la tunique interne de la vessie est parsemée de follécules glanduleux, qu'il en sort une humeur muqueuse dont la surface interne de la vessie est beaucoup plus lubréfiée que celle des

uretères; ce qui s'accorde d'ailleurs avec les fonctions respectives de ces parties, puisque les uretères sont simplement un conduit de transmission
pour les urines, et que la vessie en étant une
sorte de réservoir, a plus besoin d'être prémunie
contre leur action stimulante. Dans les affections
calculeuses de la vessie, l'irritation produite par
un corps étranger doit-elle déterminer une affection catharrale, comme l'indique l'écoulement
assez fréquent des mucosités ? N'y a-t-il pas
des cas de catharre de la vessie par d'autres
causes ? C'est-là peut-être un objet de recherches
nouvelles.

XV. Veut-on établir une barrière éternelle
entre l'aveugle empyrisme et l'exercice éclairé
de la médecine ? le moyen est facile et sûr. C'est
de prendre pour fondemens des observations
exactes et rigoureuses, ou bien des connoissances précises, soit de l'anatomie, soit des fonctions organiques des parties. Tout le monde
parle avec un ton d'assurance des fleurs blanches : on fourmille de secrets et de recettes pour
les guérir, ou plutôt pour leur substituer d'autres maux plus à craindre. Mais quel est le vrai
siége de cette maladie ? à quelles autres affections
peut-on l'assimiler ? Baillou a bien saisi le vrai
caractère des fleurs blanches, en lui donnant le
nom de *rhumes de la matrice* (*rheumata*). Un
autre auteur très-exact (*Lælius a fonte*) les dé-

nomme *destillatio uteri*. L'exemple rapporté dans les Mémoires de l'académie des sciences, ann. 1700, d'un écoulement de sérosité qui venoit d'un abcès dans l'ovaire, est très-rare. C'est l'utérus lui-même, comme le démontre Morgagni (Epit. XLII), qui est la source des fleurs blanches de diverses couleurs. Sont-elles purulentes ? elles proviennent d'une ulcération de la matrice ou du vagin. Si l'écoulement est simple ou de diverses couleurs, il tire son origine, dit le même auteur, de la matrice, dont la membrane interne, de même que celle des narines dans le coryza, est affectée d'une sorte de rhume. Il a lui-même rendu sensible cette source des fleurs blanches dans un cas particulier, en faisant sortir par la compression une matière blanche et muqueuse de la partie inférieure et de l'orifice de la matrice.

XVI. Il est curieux d'entendre un oculiste faire un étalage de savoir, en parlant de l'ophtalmie ou de l'inflammation de la conjonctive, méconnoître pleinement les propriétés des membranes muqueuses, et partir comme d'un principe démontré de la théorie mécanique de Sauvages, qui assigne pour cause de l'inflammation la force avec laquelle le sang est lancé et choqué dans les vaisseaux d'une partie; il se sert de cette pompeuse explication (LXX) pour faire voir l'effet nuisible des émolliens appliqués sur ces ophtalmies, et les avantages que l'on retire de l'usage de l'eau végéto-minérale (*acétite de plomb*) de Goulard. Lire, croire sur parole, et citer avec confiance, c'est ce que fait l'oculiste; et combien d'hommes d'une haute réputation en médecine en font de même !

XVII. Genre XVI. *Catharre simple.* Etat inflammatoire d'une ou de plusieurs membranes muqueuses, comme celles de l'arrière-bouche, des narines, des bronches, des intestins (LX): par-là, il peut prendre le caractère de coryza, d'angine, de péripneumonie fausse, de devoiement séreux; son invasion, vers le soir, avec horripilation et refroidissement des mains, douleur gravative de la tête, lassitude générale; ensuite pouls fébrile avec développement de chaleur, difficulté de respirer, sentiment d'ardeur dans les narines et l'arrière-bouche, ce qui augmente vers la nuit; pouls alors plus accéléré, toux plus violente, éternumens fréquens, écoulement de sérosité âcre par les narines; légère sueur le matin, expectoration d'une matière visqueuse qui, dans le déclin de la maladie et à mesure que les symptômes se calment, devient moins écumeuse et plus consistante : sa durée ordinaire, dans des constitutions saines, est de neuf à quatorze jours.

XVIII. Dans le catharre ordinaire, favoriser la marche de la nature par des boissons délayantes : moyen très-efficace pour guérir une toux catharrale récente ; il consiste dans l'inhalation de l'eau en vapeurs , au moyen d'une machine simple proposée par un Anglais (1) , et qu'on peut remplacer par une autre analogue. Parmi les expériences récentes faites en Angleterre , sur l'usage médicinal des airs factices , on peut aussi citer des succès contre le catharre , en faisant respirer dans des phioles légérement échauffées la vapeur de l'éther ou l'air hydrogène. (*Considerations on the medicinal use* , &c. *by Th. Beddoës*. Lond.)

XIX. GENRE XVII. *Dyssenterie simple.* Cette maladie rarement observée sans quelque complication (LXXX). J'en excepte cependant celle qui fut épidémique durant l'été de l'an 3e de la république , et dont j'ai suivi avec soin la marche dans la maison nationale de Bicêtre. Je vais tracer la suite de ses symptômes suivant l'ordre de ses périodes.

XX. *Première époque.* Sorte de commotion dans l'arcade du colon , comme s'il s'en étoit détaché une matière portée ensuite dans le conduit intestinal , fièvre peu sensible , langue couverte d'un enduit blanchâtre ou jaunâtre , dégoût pour les alimens , constipation opiniâtre , d'autres fois

---

(1) *A radical cure for a recent catarrhoux cougs* , &c. by John Mudge. *London* , 1778.

diarrhée pendant un ou deux jours, et ensuite
vaine et fréquente envie d'aller à la selle, tranchées, resserrement extrême du rectum, avec
le sentiment d'une chaleur âcre et mordicante
dans cette partie. *Seconde époque*, qui commence du septième au dixième jour; déjections
liquides plus ou moins troubles, et quelquefois
semblables à la lavure de viande, avec quelques
mucosités entremêlées, d'autres fois les malades
ne rendoient qu'avec des efforts extrêmes des
glaires ou mucosités avec des stries de sang,
point de tension du ventre ni de douleur au
contact, à moins de quelque imprudence dans
le régime, d'une complication avec une fièvre
putride ou avec quelque affection vermineuse;
mais quoique le ventre ne fût point douloureux
au contact, les malades éprouvoient un sentiment de constriction dans le trajet du colon,
et comme une espèce de barre, suivant leur
expression. Dans cette seconde époque, la matière des déjections plus abondante, plus glai-
reuse et plus consistante, autant par la marche
naturelle de la maladie, que par les effets du régime; car l'usage de la soupe, de la bouillie, du
riz, &c. étoit accordé aux malades. On sent bien
que cette marche de la maladie a été bien moins
régulière, lorsque la dyssenterie succédoit à
d'autres maladies graves, ou lorsque les progrès
de l'âge ou bien une vie intempérante, avoient

détérioré la constitution. *Troisième époque*, dis-tinguée par une cessation ou au moins une grande diminution des douleurs, une plus grande liberté du ventre, ou plutôt le change-ment de la dyssenterie en une diarrhée simple, avec quelques retours vagues des tranchées; les déjections, devenues plus consistantes, ont amené par degrés la solution entière de la maladie et le retour à l'état naturel. Si le malade étoit d'une constitution saine, et qu'il eût fait un long usage de boissons mucilagineuses légérement acidu-lées, la guérison avoit lieu du vingt au vingt-cinquième jour de la maladie; mais s'il étoit affoibli par l'âge, l'intempérance des écarts du régime, ou quelque autre maladie antérieure, il succédoit quelquefois un dévoiement colliquatif avec tranchées, flux de sang, chaleur âcre et mordicante au rectum, soif et sécheresse de la langue, et une mort plus ou moins éloignée.

XXI. Traitement très-simple suivi dans cette épidémie. Dans la première époque seulement, boissons mucilagineuses, comme eau d'orge gom-mée, eau de lin nitrée, bouillon aux herbes, après avoir souvent débuté par un grain d'émé-tique (*tartrite antimonié de potasse*); car je n'ai point employé l'ipécacuanha, prétendu anti-dys-sentérique. Dans la seconde époque, les mêmes boissons continuées en entremêlant l'usage de quelque laxatif, comme la manne; potions nar-

cotiques employées avec la plus grande réserve,
seulement dans la seconde époque, et à l'occasion de quelque symptôme très-urgent, comme
douleurs intolérables, tranchées les plus vives,
insomnie opiniâtre, &c. Le sentiment d'une chaleur âcre et mordicante au rectum à la seconde
ou troisième époque, est devenu quelquefois un
symptôme très-incommode; et, dans ce cas, j'ai
substitué avec succès à l'usage de l'ipécacuanha
un grain d'émétique dans un verre d'eau, avec
vingt grains de rhubarbe en poudre. Mais un
exemple va faire voir jusqu'à quel point, dans
les cas urgens, on peut simplifier le traitement.
Les infirmeries de Bicêtre ne pouvant suffire
au nombre des malades durant l'épidémie dys-
sentérique, près de deux cents insensés ont été
traités et guéris dans leur hospice, par la simple
prescription que je fis d'une décoction de chi-
corée, d'oseille et de cerfeuil avec un peu de
beurre; chacun d'eux prenoit environ une pinte
de cette boisson dans la journée, et leur maladie
s'est terminée du vingt au vingt-cinquième jour.
On doit en excepter trois insensés qui étoient
d'une constitution plus foible, et qui sont tombés
dans une diarrhée colliquative, à laquelle ils
sont succombés.

XXII. Genre XVIII. *Aphtes.* Amas de tubercules blanchâtres superficiels ronds, et chacun à-peu-près de la grosseur d'un grain de millet

ou de chanvre; ce ne sont que des follécules
muqueux applatis, et qui ont au milieu d'eux
une petite ouverture, comme l'a démontré Wagler (1). Ces tubercules rendent une humeur
séreuse, tombent en écailles par le détachement
de la pellicule qui couvre la membrane muqueuse, et s'étendent progressivement dans différentes parties de la bouche, quelquefois même
jusqu'à l'œsophage, l'estomac et les intestins,
comme l'ont fait voir les ouvertures des corps.
Ils sont quelquefois disséminés en pustules so-
litaires, d'abord sur la langue, les angles des
lèvres ou l'arrière-bouche, avec un caractère
de bénignité; mais d'autres fois ils s'étendent,
et paroissent se propager de l'intérieur de l'œsophage, se porter à l'arrière-bouche, en formant
une sorte de croûte blanche dense, luisante et
très-adhérente. Ces derniers sont dangereux par
leur complication avec une fièvre de mauvais
caractère; car il en est de cette éruption comme
de tout autre exanthème, dont le danger tient

---

(1) Wagler (*De Morbo mucoso*) a décrit avec le plus grand
soin et fait dessiner le changement qu'éprouvent les follécules muqueux de l'estomac ou des intestins dans les dispositions aphteuses, ou plutôt en général dans l'état morbifique des membranes muqueuses; ce qui conduit à rectifier
l'idée peu exacte que Boerhaave et Stoll donnent des aphtes,
en les considérant comme de petites ulcérations superficielles et rondes.

à celui de la fièvre primitive qui les accompagne. Les tubercules aphteux varient pour la couleur; quelquefois ils sont transparens, d'autres fois blancs, avec une sorte de densité : ils peuvent prendre aussi une couleur jaune, foncée, livide ou noire; ce qui indique une graduation dans la gravité du danger. Après avoir persisté plus ou moins de temps, ils finissent par se détacher, tomber en petits fragmens, et abandonner les endroits qu'ils avoient occupés, quelquefois pour se reproduire ailleurs.

XXIII. Les enfans, dans les hospices publics, souvent sujets aux aphtes, par le défaut de propreté, de renouvellement d'air, d'une nourriture saine, &c. Il faut avoir alors égard dans le traitement au caractère de la fièvre régnante, déterger les aphtes benins avec des décoctions mucilagineuses et le miel rosat, ou avec des décoctions de quinquina ceux qui sont compliqués avec une fièvre putride ou adynamique.

XXIV. GENRE XIX. *Catharre de la vessie urinaire.* La tunique interne de la vessie, dit Fanton, est remplie de follécules glanduleux qui fournissent une humeur muqueuse, beaucoup plus abondante dans la surface interne de cette cavité, que dans celle des uretères ; ce qui est d'ailleurs conforme à l'usage respectif de ces parties, puisque les uretères ne font que transmettre l'urine, au lieu que ce fluide excrémentitiel séjourne dans la vessie, où il peut exercer une action irritante. La présence d'un calcul dans la vessie n'est-il pas un stimulant pour la membrane muqueuse, comme l'indique une plus grande sécrétion de mucosités? Les vieillards et les gens de lettres, sans éprouver aucun symptôme de calcul, peuvent aussi être attaqués d'un catharre de la vessie, ressentir des douleurs dans cette partie, et rendre souvent avec l'urine beaucoup de matières muqueuses. Y a-t-il un catharre aigu dans la vessie? quels sont sa marche et ses symptômes? quel est aussi le caractère du catharre chronique? Ce sont là des objets qui appellent de nouvelles recherches.

XXV. GENRE XX. *Gonorrhée ou affection catharrale de la membrane interne de l'urèthre.* Cette surface muqueuse est pour l'homme celle sur laquelle le virus est ordinairement déposé, par la manière dont l'infection vénérienne est reçue. Le premier effet est une augmentation de la sécrétion qui s'y opère naturellement; la matière de l'écoulement d'abord limpide et lymphatique, puis jaune ou verdâtre par le progrès de l'inflammation, enfin avec une apparence visqueuse et douce, ce qui forme une sorte de passage ou retour à l'état naturel. N'est-ce point-là une marche entièrement analogue à celle des affections catharrales de la membrane pituitaire, de celle de l'intérieur des bronches, &c.?

ardeur d'urine quelque temps après l'apparition de l'écoulement, et qui devient de plus en plus vive jusqu'au plus haut degré de la maladie ; elle se fait d'abord sentir près de l'orifice de l'urèthre, et se propage ensuite par degrés dans l'intérieur de ce conduit. Les autres symptômes, ainsi que le vrai caractère de la gonorrhée, développés avec une grande sagacité dans le *Traité complet des Maladies vénériennes*, par Swediaur.

Marche de la maladie pour la femme. L'irritation se fait d'abord sentir dans le vagin, et dégénère bientôt, comme pour l'homme, en une douleur aiguë, ce qui est suivi d'une sorte de turgescence et de resserrement dans toute cette surface interne ; chaleur incommode lors de l'expulsion de l'urine : la matière de l'écoulement commence alors à sortir du vagin en prenant le même caractère, et en éprouvant les mêmes changemens dans ses progrès que ceux qu'on observe pour l'homme ; elle est seulement plus abondante, à cause de la plus grande étendue de la surface qui en forme la sécrétion.

XXVI. C'est le rapprochement des maladies, par leurs affinités naturelles, qui indique les vrais principes du traitement. En comparant donc la marche de la gonorrhée avec celle des autres affections catharrales, doit-on être surpris si Hunter, persuadé qu'elle se guérit elle-même, s'est pour ainsi dire joué de la crédulité de certains malades, en leur donnant pour tout remède des pilules de mie de pain? Mais que doit-on penser des moyens perturbateurs proposés par Nisbet, qui tantôt fait usage de certaines injections stupéfiantes, et qui d'autres fois cherche à exciter dans le lieu même de l'affection, ou dans les parties voisines qui sympathisent avec lui, une irritation supérieure à celle que produit la cause morbifique? Dans le plus grand nombre de cas, nulle affection dont le traitement soit plus simple, et cependant nulle source plus féconde de maux vénériens, autant par l'impatience des malades qui demandent qu'on la brusque dans son cours, que par la confiance aveugle de tant de médecins dans le pouvoir de leurs formules.

XXVII. **Genre XXI.** *Fleurs blanches ou leucorrhée vraie.* Ne point imiter Sauvages, qui, dans l'article de la leucorrhée, ne considère que des écoulemens étrangers à une affection catharrale, c'est-à-dire, des symptômes secondaires de quelque ulcère fongueux, vénérien ou cancéreux de la matrice, d'un squirrhe, d'une rupture de l'amnios dans la grossesse; mais se borner à la lésion des fonctions sécrétoires de la membrane muqueuse du vagin. Les diverses espèces de leucorrhées vraies se divisent en deux sections naturelles bien dignes d'être indiquées.

La première semble tenir à un état général de débilité de toute l'habitude du corps.
Telle est la leucorrhée que Pison appelle *amé-
ricaine ;* les femmes qui en sont attaquées sont
pâles, tristes, indifférentes pour leurs maris,
dans un état habituel de langueur et d'anorexie :
on a recours alors aux toniques internes et
externes. Galien en a donné encore un exemple
fameux dans la femme d'un grave personnage
de Rome, qu'il parvint à guérir par des purgatifs répétés, des boissons stimulantes, des frictions sèches. Dans l'hospice des femmes, je suis
souvent consulté par des personnes avancées en
âge, usées par l'abus des liqueurs spiritueuses,
affoiblies par une nourriture peu substantielle, et
qui finissent par tomber dans ces sortes d'écoulemens colliquatifs ; et que peut faire alors la
médecine sur une constitution détériorée et dans
l'âge de décadence, que produire un soulagement
passager ?

Les écoulemens qu'on doit rapporter à la
seconde section, sont l'effet d'une affection purement locale, et proviennent d'une disposition particulière des parties de la génération,
à la suite de quelque lésion ou de l'action de
quelque cause irritante, tels que l'abus des plaisirs de l'amour, un accouchement laborieux,
une fausse couche, la cessation de l'évacuation
périodique, &c. La matière en est d'abord lim-

pide et peu abondante ; elle n'occasionne ni douleur ni mal-aise, et elle disparoît peu à peu, à mesure que l'époque de la menstruation approche. Par les progrès du temps, écoulement plus abondant, débilité plus marquée, douleur du dos et des reins ; puis matière plus irritante, sentiment d'érosion par le dérangement des menstrues, ardeur d'urine, et autres symptômes analogues à la gonorrhée. La distinction de ces deux affections tient aux circonstances qui accompagnent l'écoulement, qui est long-temps sans douleur dans les fleurs blanches ; au lieu que la douleur se déclare en même temps que l'écoulement dans la gonorrhée. Les apparences de la matière de l'écoulement insuffisantes pour établir cette distinction, puisqu'elle peut être liquide, blanchâtre ou semblable au petit-lait, ou bien d'une couleur citrine, pâle, verdâtre, rouge, et douée de qualités très-variées. Tout le secret du traitement dans ces affections ne doit-il point consister à favoriser d'autres excrétions, à fortifier le vagin par des injections aromatiques, à respirer un air pur et salubre, à exercer fortement ses membres, et à mener une vie exempte de passions tristes.

XXVIII. Genre XXII. *Ophtalmie ou inflammation de la conjonctive.* Ce seroit manquer de méthode que de considérer ici l'ophtalmie, qui est le symptôme de quelque autre maladie primi-

tive, comme du mal vénérien, des écrouelles, &c.
il faut s'en tenir à l'ophtalmie primitive, causée
par un coup, la présence d'un corps étranger, la
suppression de quelque évacuation naturelle ou
artificielle, une longue exposition à l'air froid,
l'impression du froid après un violent exercice, &c. Wiseman, qu'on peut regarder comme
le restaurateur de la chirurgie ou médecine
externe en Angleterre, a très-bien vu que, pour
éviter toute erreur et toute confusion, il falloit
considérer en général trois périodes dans l'ophtalmie. Dans le premier temps, développement des
symptômes, rougeur, douleur, tension, larmoiement incommode; alors régime rafraîchissant, point de topiques, ou du moins n'en permettre que de très-simples, et seulement pour
tempérer la douleur et la tension de la partie.
Dans le second temps, quand les symptômes ont
duré quelques jours, ou lorsqu'un d'entr'eux
devient prédominant et peut aggraver la maladie, quelque sédatif, comme l'usage de l'eau végéto-minérale, peut être très-utile, non dans le
dessein de suspendre l'inflammation, mais seulement pour ramener à un état inférieur et contenir dans de justes bornes l'état inflammatoire
qui doit seul opérer la solution de la maladie.
Dans le troisième temps ou la déclinaison des
symptômes, lorsque l'affection se prolonge et
menace de devenir chronique, on ne doit plus

craindre; on a, au contraire, tout à espérer de l'usage des astringens et des légers toniques. Ces distinctions ne rentrent-elles pas d'ailleurs dans les principes du traitement des affections catharrales des membranes muqueuses en général? Que d'incertitudes et d'obscurités quand on s'en écarte !

ORDRE II.

Phlegmasies des membranes diaphanes.

XXIX. QUELQUE différence qu'offrent dans leurs symptômes la frénésie, la pleurésie, la gastrite, l'entérite, &c. c'est-à-dire, les phlegmasies de la dure-mère, de la plèvre, du péritoine, &c. si on remonte aux conformités générales de ces membranes, soit par leur tissu, leur structure et leurs fonctions ordinaires, soit par les lésions que produit l'état inflammatoire, peut-on y méconnoître tous les caractères d'un ordre naturel ? N'est-ce point une nouvelle preuve de l'avantage de fonder les distributions méthodiques des maladies sur des notions exactes d'anatomie et de physiologie ?

XXX. Les membranes diaphanes sont élastiques, et leur surface est unie; ce qui les caracté-

rise particulièrement, c'est d'être sans cesse lubré-
fiées dans l'état de santé par un fluide lymphatique
versé par les orifices des artères exhalantes qui
aboutissent à la surface de ces membranes, fluide
qui est sans cesse repompé par les vaisseaux
absorbans. Ruisch, dans ses *Adversaria anato-
mica*, avoit déjà fait remarquer cette transsudation, que Stenon et Malpighi avoient attribuée
à l'action de certaines glandes qu'ils croyoient
logées dans le tissu de ces membranes ; mais
Ruisch, éclairé par des injections (1) anatomiques, reconnut que ce qu'on prenoit pour des
glandes n'étoient que les extrémités artérielles,
altérées par un état morbifique. Mais c'est à
Hewsson, célèbre anatomiste anglais, qu'on
doit les connoissances les plus exactes sur la
nature du liquide qui transsude à la surface des
membranes diaphanes ; il a recueilli dans un
animal récemment tué le liquide qui se ra-
masse dans le crâne, le thorax, l'abdomen, le
péricarde, &c. et par une simple exposition à
l'air ou à la chaleur, il en a obtenu de l'albumine, comme on l'obtient de la sérosité du sang
ou du liquide contenu dans les vaisseaux absorbans. Les seules différences consistent dans les
diverses proportions de cette partie concres-

---

(1) *Voyez* les caractères de l'Ordre III, Classe V, où ces
idées sont exposées avec plus de développement.

cible, proportions qui varient encore dans l'état de maladie ; car dans une masse donnée de ce liquide, recueilli dans un cas d'hydropisie, il y eut peu d'albumine ; au lieu qu'il y en a dans un bien plus grand rapport lorsque l'épanchement est formé par l'inflammation d'une membrane diaphane.

XXXI. Ces notions propres à éclairer quelques phénomènes que manifeste l'ouverture des corps, après l'inflammation d'une semblable membrane; celle-ci devient opaque, plus épaisse et d'un tissu plus spongieux ; ses vaisseaux sanguins, plus ou moins distendus, lui font prendre une couleur rouge ; quelquefois, suivant les dispositions individuelles ou la marche de l'inflammation, la filtration du fluide lymphatique dans la partie qui tapisse la membrane, est comme arrêtée, et de-là viennent des adhérences contre nature ; d'autres fois il se fait une plus grande filtration d'un fluide où la partie concrescible domine, et alors il se forme une fausse membrane plus ou moins épaisse, comme l'ont attesté si souvent les ouvertures des corps : certaines fois, sur-tout lorsque l'inflammation est chronique sans être violente, la transsudation lymphatique augmente sans que l'absorption puisse avoir lieu ; et alors il se forme un épanchement d'une sérosité plus ou moins trouble et lactescente, comme le manifestent si souvent des cas observés à la Salpêtrière, où ces inflammations chroniques sont loin d'être rares. Enfin l'ouverture des corps a fait voir aussi des taches gangréneuses plus ou moins étendues dans la membrane affectée.

XXXII. On sait que le célèbre Haller, d'après des expériences multipliées faites sur les animaux, a conclu que les membranes diaphanes n'étoient point sensibles, et l'exercice même de la médecine a paru, dans certains cas, confirmer cette opinion. C'est ainsi que Morgagni (Epist. XX), Dehaën et Sarcone nous apprennent que la dissection des corps a souvent fait voir tous les indices d'une inflammation dont la plèvre avoit été frappée pendant l'état de vie sans le moindre sentiment de douleur dans cette partie ; mais, d'un autre côté, combien de fois cette phlegmasie ne produit-elle point des douleurs vives, et ne met-elle point au jour la sensibilité que quelques physiologistes ont refusée aux membranes diaphanes ? Autres preuves prises de l'état fébrile secondaire que ne manque point de produire l'inflammation de quelqu'une de ces membranes, sans doute par une sorte d'action que cette lésion produit sur l'origine des nerfs, et par la réaction qui s'exerce sur le systême vasculaire (art. *Aiguillon , Encyclop. méthodiq.*) ; frissons dès l'invasion, lassitudes spontanées ; chaleur plus ou moins intense, excitation nerveuse dans toute l'habitude du corps, et sur-tout dans les organes des sens; variétés de cette fièvre suivant que la dure-mère, la plèvre, le péritoine ou toute autre partie est affectée; autres variétés suivant les périodes du progrès, de l'entier développement ou du déclin de la maladie; quelquefois la fièvre se soutient presque sur le même ton depuis le commencement jusqu'à la fin, d'autres fois on observe des intervalles de rémission durant les exacerbations, et durant les paroxysmes le pouls est fréquent et tendu, la douleur vive, la chaleur intense : une heureuse terminaison de la maladie annoncée par la cessation de l'état fébrile et le rétablissement des excrétions. Si l'inflammation dégénère en gangrène, cessation brusque de la douleur sans aucun signe de solution, pouls petit et concentré, chute des forces, mort prompte.

XXXIII. On admire la facilité avec laquelle un grand nombre d'auteurs admettent l'inflammation des membranes; par exemple, celle de la dure-mère ou de la pie-mère dans la frénésie. Stoll lui-même, dans ses Aphorismes, dit qu'à l'ouverture des corps de ceux qui sont morts d'une frénésie vraie et non symptomatique, on a trouvé les membranes et le cerveau (*ence-phalum*) enflammés, gangrénés ou abcédés, ou un sphacèle du cerveau. Cependant, dans des

exemples rapportés par Willis, Bonnet, Sarcone, &c. on a observé des inflammations du
cerveau, sans que le délire ait précédé, et réciproquement on a observé dans certains cas une
vraie frénésie, sans qu'on ait apperçu après la
mort aucun signe d'inflammation du cerveau ou
des membranes, comme l'attestent Bonnet, Wep-
fer (*De Apoplexia*), Morgagni (Epit. VII), &c.
On voit donc avec quelle circonspection il faut
prononcer sur le vrai siége de la frénésie, et se
garder de cette précipitation du jugement dont
le docteur Home (1) a donné lui-même un
exemple, en prétendant s'être guéri d'une inflammation du cerveau, parce qu'il étoit parvenu à échapper à une fièvre lente nerveuse,
par l'usage du traitement rafraîchissant. Conve-
nons, avec Selle, qu'il est difficile d'éviter l'erreur dans des cas semblables, puisque l'inflammation des membranes du cerveau est loin d'être
connue par des signes certains, et qu'on ne peut
prendre ce ton affirmatif que dans les lésions
graves ou les commotions à la suite des plaies de
la tête.

XXXIV. Rien ne paroît d'abord plus simple
que de fixer le vrai siége de la pleurésie, puisque
c'est une des maladies les plus fréquemment observées, et qu'il suffit de comparer l'histoire des

____

(1) *Medical facts and exper.*

symptômes avec les résultats de l'ouverture des corps ; mais, graces au talent qu'ont eu des médecins célèbres, de faire naître sur cet objet des dissentions interminables , la question n'a pu être aussi facilement résolue. Boerhaave n'a point hésité à placer le siége de cette maladie dans la plèvre, en cédant à l'autorité des noms les plus imposans en médecine, depuis Galien jusqu'au commencement de ce siècle. Il a donc traité séparément de la pleurésie et de la péripneumonie, comme de deux maladies distinctes dans tous les cas ; d'un autre côté , Haller et Tissot soutinrent l'opinion contraire ; ce qui leur attira une réplique virulente du célèbre Dehaën (*Rat. med.* tom. IX), toujours ardent à défendre avec une sorte de fanatisme les opinions de l'école de Leyde : mais Stoll a senti et rectifié cette inexactitude dans ses Aphorismes ; et il traite en même temps de la péripneumonie, et de ce qu'on appelle pleurésie humide. Le docteur Portal rassembloit en même temps des matériaux pour résoudre cette question ; et dans un Mémoire dont j'ai rendu compte (*Gaz. de Santé*, 1789), il prouve, par des observations multipliées, que la pleurésie vraie ou humide n'est point une maladie essentiellement différente de la péripneumonie. Bientôt après, M. Tissot m'adressa une lettre propre à fortifier cette vérité par de nouvelles preuves. Cullen, d'ailleurs,

dont les écrits sont entre les mains de tout le
monde, est du même avis, et ne sépare point
l'histoire de ces deux maladies. Je crois donc
maintenant la question décidée, et je ne conserve que la pleurésie sèche pour l'ordre des
phlegmasies des membranes diaphanes. Triller
s'écarte de cette opinion dans son excellent Traité
de la Pleurésie (1); mais on n'en doit pas moins
rendre justice à cet ouvrage : exactitude rare
dans les descriptions, candeur dans l'exposition
des faits, érudition choisie et bien digérée, art
de conduire son lecteur par la voie de l'analyse,
en partant d'un nombre déterminé d'histoires
particulières de pleurésies pour s'élever à des
vérités générales; tel est le caractère de ce Traité,
l'un des plus dignes d'être médités et d'être pris
pour modèle.

XXXV. La structure de l'estomac, sa sensibilité extrême, ses fonctions organiques et ses
rapports sympathiques avec presque toutes les
autres parties, indiquent assez quels désordres
peut produire son état inflammatoire, dont les
causes peuvent être une contusion sur l'épigastre, un excès de liqueurs spiritueuses, une
boisson froide après un violent exercice; des
alimens, des boissons ou des médicamens pris

---

(1) Dan. Wilh. *Trilleri*, &c. *de pleuritide ejusque curatione.*
Venetiis, 1778.

après un violent emportement. Mais une des causes dont il importe le plus d'avoir des connoissances exactes relativement à la médecine du barreau, est l'empoisonnement, puisque les tribunaux ne peuvent décider que d'après le rapport (1) juridique qui constate la nature du délit. Quelle prudence ne faut-il point avoir dans des cas semblables ? Avec quelle attention extrême ne faut-il point peser toutes les circonstances, pour ne point porter un jugement précipité ! Si un homme sain est tout-à-coup attaqué de symptômes violens, sans qu'aucune autre maladie ait précédé, on n'a encore que des soupçons peu fondés ; mais qu'aussi-tôt après sa mort il donne des signes d'infection putride, que son ventre se météorise, que son visage soit

---

(1) On peut voir sur cet objet une thèse soutenue aux écoles de chirurgie, sous la présidence de M. Louis, en 1786 (*De Vomituum diversis speciebus*). Un exemple fait voir avec quelle circonspection il faut écarter des motifs spécieux, et ne prononcer que sur les faits les plus avérés. Un médecin allemand fut appelé pour faire l'ouverture du cadavre d'un marchand, soupçonné d'avoir été empoisonné par sa femme, qui étoit belle et d'une humeur discordante. Ce malheureux avoit resté plusieurs jours au lit, se plaignant de nausées, de vomissemens et de tranchées violentes. L'examen attentif des parties fit bientôt découvrir une hernie étranglée de l'intestin colon qui étoit gangréné et percé. La femme fut dès-lors déclarée innocente.

défiguré, qu'il rende une salive teinte de sang,
que ses cheveux tombent, que son estomac soit
distendu, parsemé de taches livides, qu'il soit
même percé, les soupçons d'empoisonnement
acquièrent une bien plus grande force ; mais ils
ne peuvent encore produire la conviction, si on
ne trouve le poison, soit dans l'estomac, soit
dans les matières rejetées par le vomissement,
et qu'en le donnant avec les alimens à un chien,
il ne produise sur lui les mêmes symptômes. Si
le poison est d'une nature saline et soluble ou
d'une très-petite masse, ou bien qu'il ait été
emporté par la boisson dans le conduit intestinal, il faut alors noter les circonstances qui ont
précédé ou qui ont suivi, examiner avec attention l'état de l'œsophage et de la bouche ; mais,
parmi tous les signes que peut offrir l'ouverture du corps, un des plus sûrs est la séparation
ou l'abrasion de la tunique interne ou muqueuse
de l'estomac ; car un pareil effet ne peut guère
être produit que par l'application immédiate
d'une matière vénéneuse.

XXXVI. Les intestins, outre les causes d'inflammation qui peuvent leur être communes
avec l'estomac, en ont d'autres qui leur sont
particulières, comme l'usage des alimens âcres
ou des remèdes très-actifs, une affection par
métastase, une colique convulsive, soit par la
rétrocession de la goutte, soit par la suppression

du flux hémorroïdal , menstruel , ou des lochies , &c. Parmi ces phlegmasies , les unes sont
légères , et ne portent guère que sur la tunique
extérieure des intestins , qui est un prolonge-
ment du mésentère ; elles ne sont pas rares dans
les infirmeries de la Salpêtrière ; et elles sont
marquées par une extrême sensibilité de l'abdomen , un pouls concentré , mais peu éloigné de
l'état naturel pour la fréquence. Elles cèdent
assez souvent à l'usage des boissons mucilagineuses , et des fomentations continuées pendant plusieurs jours. Mais d'autres phlegmasies
siégent plus profondément dans les membranes
des intestins , comme le remarque Hoffman (*De
Feb. intest.*) ; et ces dernières finissent ordinairement par un état de suppuration et une fièvre
hectique. Je dois faire remarquer , en outre, que
les infirmeries de la Salpêtrière fournissent des
exemples peu rares d'enterites chroniques , soit
par l'abus antérieur des boissons spiritueuses ,
soit par d'autres écarts du régime. Ces malades
restent long-temps dans un état de langueur ,
avec une extrême sensibilité des intestins , un
pouls foible et déprimé ; et comme elles sont
très-avancées en âge , elles finissent par succomber. J'en conserve plusieurs histoires dans
mon Nécrologe. A l'ouverture des corps , j'ai
trouvé dans l'abdomen un épanchement séreux
plus ou moins limpide , et quelquefois ver-

dâtre; et dans ce liquide on voyoit nager quelques filamens blanchâtres et comme puriformes :
toute la partie du péritoine qui recouvre les intestins, paroissoit rouge et comme injectée, son
tissu étoit plus épais ; ce qui, rapproché de la
circonstance de l'épanchement séreux, est très-
propre à donner des idées exactes du caractère
distinctif de l'inflammation des membranes diaphanes. Un exemple particulier va faire voir
de quelle manière ces enterites chroniques peuvent être compliquées avec l'inflammation de
l'épiploon. Une femme âgée, qui avoit langui
depuis long-temps à la suite d'un dévoiement,
d'une tension légère et douloureuse de l'abdomen, vint à succomber. A l'ouverture du corps,
je reconnus que l'épiploon avoit acquis l'épaisseur de deux lignes et demie, et il étoit adhérent
au mésocolon; et dans certains intervalles, entre
les deux, on remarquoit des concrétions lymphatiques, pareilles à celles qu'on trouve à la
suite de l'inflammation des membranes diaphanes : le reste de l'épiploon flottoit librement
sur les sinuosités des intestins, et ces derniers
offroient d'ailleurs les marques d'une inflammation chronique, c'est-à-dire, qu'ils étoient rouges
en quelques endroits, et qu'en général les membranes du péritoine qui les recouvrent étoient
parsemées de petites granulations, telles qu'on
les observe dans les phlegmasies des membranes

diaphanes. Entre les circonvolutions des intestins, on observoit aussi des concrétions lymphatiques, et il s'étoit formé dans l'abdomen un
épanchement considérable d'une sérosité sanguinolente.

XXXVII. L'ouvrage de Morgagni (*De Sedib.
et caus. morb.*), source féconde d'exemples variés
de l'inflammation des membranes diaphanes, de
la dure et pie-mère, de la plèvre, du péritoine,
de l'estomac, des intestins, &c. qui ont été trou-
vées tour-à-tour d'un tissu plus ou moins épais,
échimosées, enflammées, dans un état de sphacèle, couvertes d'une fausse membrane ou concrétion albumineuse, ou avec épanchement de
sérosité, &c. Je renvoie à cet excellent auteur
pour les développemens ultérieurs et sans nombre, que je ne puis qu'indiquer ici. L'inflammation de la vessie est dans un cas analogue, puisque
Morgagni a trouvé quelquefois son tissu épais
et dur, d'autres fois avec des inégalités à sa
surface, et ses vaisseaux très-distendus; dans
d'autres cas, elle étoit rougeâtre, enflammée,
noirâtre ou dans un état de gangrène. La ré-
percussion d'un exanthème ou affection cutanée, la rétrocession de la goutte, une gonorrhée
exaspérée par de mauvais traitemens ou des
excès, la poudre des cantharides prise à l'intérieur pour s'exciter aux plaisirs de l'amour,
peuvent produire cette phlegmasie de la vessie.

On doit reconnoître aussi une inflammation de la vessie, qui peut être compliquée ou non avec la présence d'un ou de plusieurs calculs, et qui est l'effet ordinaire d'une contention d'esprit habituelle et de la vie sédentaire du cabinet. Voltaire, Buffon, d'Alembert, en ont offert des exemples remarquables. Un homme âgé de quarante ans, et livré à des études opiniâtres, éprouvoit par intervalles, au rapport de Frédéric Hoffman, des douleurs intolérables vers la région du pubis et du périné, avec des inquiétudes, des anxiétés, la chute des forces, quelquefois avec tremblement et froid des extrémités : cet état de souffrance, presque intolérable, se calmoit après avoir duré quelques semaines, et l'urine déposoit un sédiment épais. Six années se passèrent dans ces cruelles alternatives, et cet infortuné finit par tomber dans un état de langueur et de dépérissement funeste. A sa mort, on fut fort étonné de ne trouver aucune trace de calcul ni d'ulcération dans la vessie ; mais ses tuniques très-épaisses et denses, avec des vaisseaux sanguins très-développés. Deux auteurs très-recommandables par leur candeur et leur sagacité, Tulpius et Henricus-Ab-Heer, attestent que les eaux de Spa ont paru fort efficaces pour guérir ces affections récentes de la vessie. Mais il vaut encore mieux les prévenir par un exercice régulier.

XXXVIII. Les phlegmasies des membranes diaphanes sont quelquefois au-dessus des ressources de la nature, et peuvent faire promptement succomber le malade, ou dégénérer en une fièvre lente ou hectique, qui finit par devenir funeste. Que doit-on donc penser de la crédulité et de la bonhommie de tant d'auteurs qui, toujours fidèles à la méthode scholastique, nous parlent gravement des indications à remplir et des moyens de parvenir à ce but, comme s'ils étoient dans tous les secrets de la nature, et comme si rien ne pouvoit résister à leurs combinaisons savantes, même dans les cas les plus graves. L'expérience apprend à être plus modeste, et à faire une juste distinction des signes qui doivent faire espérer ou craindre. Dans le plus grand nombre de cas, se proposer de favoriser une heureuse solution de la maladie, en calmant les symptômes par des émulsions nitrées, des boissons mucilagineuses, des bains, des clystères, des fomentations, et quelquefois une ou deux saignées pour produire une détente favorable sans déranger la marche de la nature. Si l'inflammation a lieu par une métastase arthritique, appliquer les épispastiques aux extrémités. Se déclare-t-il quelque symptôme dominant et dangereux, comme, par exemple, une douleur intolérable ? alors ventouses scarifiées sur le siége de la douleur, ou vésicatoires, quelquefois

sur des parties éloignées ; inonder le malade
de boissons nitrées, même froides, si la chaleur
interne est brûlante ; donner des narcotiques à
l'intérieur, s'il survient des spasmes très-violens, comme dans l'enterite. Dans les cas enfin
les plus graves, c'est-à-dire, lorsqu'il y a des
signes de gangrène interne commençante, alors
employer des moyens perturbateurs, puisque
le malade est menacé d'une mort prochaine ;
appliquer, par exemple, dans l'enterite plusieurs
ventouses sur l'abdomen, scarifiées ou non.
Septalius a donné avec succès l'eau à la glace à
un Espagnol qui étoit mourant. Van-Swieten
a été jusqu'à conseiller des affusions d'eau très-
froide, d'abord sur les pieds, puis sur les jambes,
ensuite sur les cuisses et l'abdomen ; et ce pro-
cédé a, suivant le même médecin, arraché un
malade à une mort imminente.

XXXIX. Genre XXIII. *Frénésie.* Causes les
plus ordinaires de la frénésie primitive ou idio-
pathique, veilles prolongées, travaux immodérés, emportemens violens de colère, l'abus des
spiritueux, l'exposition aux ardeurs du soleil,
métastase d'une matière morbifique, délitescence d'une parotide, d'un érysipèle à la face, &c.
Parmi les signes précurseurs, agitation extrême
des malades, lésion de la mémoire, réponses
brusques et emportées, ou saillies inusitées de
gaîté ou de plaisanterie, pouls petit et concen-

tré, regard fixe et brillant, larmes involontaires, visage rouge, sensibilité extrême des organes de la vue et de l'ouie, penchant à la colère. Bientôt après la fièvre se déclare avec lésion de quelqu'une des facultés de l'entendement, comme de l'imagination, du jugement, de la mémoire. Le malade éclate en vociférations, en menaces; il fait des efforts pour se jeter hors du lit: ce sont quelquefois des cris confus, des chants de joie, des saillies vives d'une humeur joviale; d'autres fois, les accens de la fureur; le regard est égaré, la respiration rare et profonde, la face rouge, l'agitation extrême. Si le délire croît ou décroît en proportion de l'accroissement ou du décroissement de la fièvre et des autres symptômes, c'est un signe qui doit faire moins craindre que lorsque le délire persiste avec diminution de la fièvre, sur-tout avec un regard éteint, la langue et les mains tremblantes, des soubresauts des tendons, la convulsion des muscles de la face, symptômes d'un très-mauvais augure. Il est superflu de remarquer l'avantage d'insister sur la saignée, sur-tout dans des constitutions robustes et fortes, et lorsqu'il a précédé des excès d'intempérance.

XL. Genre XXIV. *Pleurésie vraie ou sèche.* Son siége dans quelque partie de la plèvre, antérieure, postérieure, droite, gauche, &c. mais le lieu le plus ordinairement affecté, est

la partie latérale; l'âge adulte, le tempérament
sanguin, des excès dans les plaisirs de la table,
la saison du printemps, sur-tout lorsque la chaleur succède à des froids rigoureux; telles sont
les circonstances les plus propres à produire
cette pleurésie : elle débute par des frissons, la
débilité, des lassitudes spontanées; la chaleur
devient ardente par degrés, douleur pungitive
qui augmente durant l'inspiration, et qui diminue durant l'expiration ou quand on retient
l'haleine, toux fréquente, douloureuse et sans
expectoration, pouls souvent mou, obscur et
foible en apparence, au carpe du côté affecté;
ce qui peut induire le médecin en erreur. La
terminaison de cette pleurésie varie suivant les
circonstances de la constitution de l'individu,
de la partie affectée, des maladies qui ont précédé, &c. elle finit quelquefois par un flux hémorroïdal, une abondante excrétion d'urine ou
une évacuation de matière bilieuse avant le quatrième jour; d'autres fois, par la formation d'un
abcès derrière les oreilles ou aux jambes, par
une sorte de transposition de la douleur du côté
à l'épaule, à la main, au dos, avec un sentiment
douloureux de stupeur ou de pesanteur : une
terminaison heureuse tient encore au rétablissement d'une expectoration salutaire vers les
derniers temps de la maladie. La constance opiniâtre de la douleur, de la toux, de la fièvre,

au-delà du onzième jour, annonce la transformation de la maladie dans une autre qui peut devenir plus ou moins dangereuse. Stoll remarque
avec sagacité dans ses Aphorismes, combien il
faut, dans le cours de la maladie, s'en tenir aux
délayans, et puis varier le traitement suivant
les tendances que la nature affecte pour terminer la maladie.

XLI. Genre XXV. *Gastrite ou inflammation de l'estomac*. Anxiétés extrêmes, ardeur
dans la région précordiale, avec une douleur
vive et un sentiment de tension et de plénitude
dans cette partie, pouls petit et fréquent, quelquefois même inégal, respiration gênée, soif
brûlante, vomissement, souvent d'une matière
noirâtre, douleur augmentée par les boissons
même les plus douces et les plus mucilagineuses.
La marche de cette maladie est très-rapide, et
le plus souvent mortelle, lorsqu'elle est bien
déclarée. Sur sept exemples que Frédéric Hoffman en rapporte, six ont été suivis de la mort.
Un grand accablement, le hocquet, des défaillances, des convulsions, le délire, sont les présages d'une mort prochaine. Si l'inflammation
est incomplette, elle peut dégénérer en une
affection chronique, suivie d'une fièvre lente,
dont on peut prévoir l'événement plus ou moins
éloigné. Une femme pour laquelle j'ai été consulté, avoit pris de l'arsenic, dans l'intention

de se donner la mort, et fut secourue à temps par l'usage abondant du lait, de tisanes mucilagineuses, de l'eau de veau et de poulet, des fomentations ; elle n'a point succombé depuis environ un mois et demi, à dater de la dernière prise du poison ; mais les symptômes qu'elle éprouve sont des anxiétés, un état fébrile irrégulier, sécheresse à la peau, aridité de la langue et du gosier, soif très-vive, inspiration pénible, douleur profonde dans la région de l'estomac, tension de l'abdomen, constipation opiniâtre, constriction spasmodique des extrémités, avec des douleurs errantes et vagues dans ces parties. J'ai beaucoup insisté sur l'usage des boissons sucrées ou miellées, ou du sucre même en substance; et ce traitement a été suivi d'un soulagement très-marqué : mais est-il au pouvoir de la médecine de réparer les désordres produits sur le tissu et la structure du viscère par une substance vénéneuse ?

XLII. Genre XXVI. *Enterite ou inflammation des intestins.* Si un stimulant très-irritant est transmis du dehors à l'intérieur par le conduit alimentaire, ou s'il se développe au-dedans par une dégénération quelconque des sucs contenus dans les intestins, ou qu'enfin il y soit transporté par une sorte de métastase, arthritique, rhumatismale ou de toute autre nature, il peut s'ensuivre une inflammation des intestins, marquée par des douleurs fixes dans une partie quelconque de l'abdomen, avec un sentiment d'une chaleur brûlante, constipation, urine fortement colorée, pouls dur et déprimé, hocquet, vomissemens avec sueur, anxiétés, respiration fréquente, prostration des forces, et par intervalles mouvemens convulsifs, sentiment de stupeur et quelquefois de froid aux extrémités : l'intestin enflammé forme, vers le siége de la douleur, une tumeur oblongue et rénitente, et le ventre, qui étoit d'abord contracté, prend une sorte d'intumescence. Les signes d'un funeste présage sont un sentiment de froid qui succède à une chaleur interne, la cessation de la douleur, un pouls foible et intermittent, la face hippocratique, &c. On doit s'étonner qu'un observateur aussi éclairé que Stoll, se soit borné à transcrire les Aphorismes de Boërhaave, sur l'inflammation des intestins, sans parler de celles qui ont un caractère chronique, qui sont marquées par des signes obscurs ou équivoques, et dont Morgagni a si bien tracé le caractère (Epit. XXXV). Dans ces dernières il y a des douleurs fixes, avec inflammation d'une ou de plusieurs parties des intestins, mais sans fièvre, sans sentiment de chaleur, sans constipation, sans vomissement. Les malades éprouvent seulement une douleur semblable à une sorte de déchirement ou de morsure. Aussi

Morgagni recommande-t-il de redoubler alors de vigilance et d'attention, et de craindre une inflammation cachée et prompte à dégénérer en gangrène.

XLIII. GENRE XXVII. *Cystite ou inflammation de la vessie.* Une tumeur ovale, avec une douleur vive au-dessus du pubis, l'accroissement progressif de cette tumeur, la disurie ou l'ischurie et la fièvre, ne permettent guère de se méprendre sur l'état inflammatoire de la vessie, sur-tout si on voit succéder l'insomnie, la soif, le délire, le froid des extrémités, le ténesme; mais l'ischurie seule ou la rétention d'urine n'offre qu'un signe équivoque, puisqu'elle peut être produite par le gonflement des hémorroïdes, l'accumulation des matières fécales dans le rectum, la présence d'un calcul dans la vessie, des excroissances dans les voies urinaires, la paralysie de la vessie, des affections hystériques, &c. Sauvages paroît ne trouver aucune difficulté à guérir, dans certains cas, la cystite, et il propose la saignée, des fomentations, des boissons nitreuses et émulsionnées. Mais parloit-il alors d'après l'expérience, et auroit-il pu fournir des exemples clairs et précis de semblables guérisons? Un autre objet à éclaircir par des observations exactes, est l'histoire et le traitement des inflammations chroniques de la vessie, sur-tout dans un âge avancé. J'ai vu quelques faits semblables; mais je pense qu'on est encore loin de pouvoir constater le caractère distinctif de cette maladie.

ORDRE III.

Phlegmasies du tissu cellulaire des Glandes et du Parenchyme des Viscères.

XLIV. Discussions fameuses, recherches très-délicates et très-multipliées, travaux poursuivis avec la plus grande obstination, par deux hommes très-célèbres, Malpighi et Ruisch, sur la structure des glandes et des viscères. Les injections les plus fines, les préparations anatomiques les plus artificieuses, ont donné l'avantage à ce dernier; et on ne peut guère nier que les viscères destinés à quelque sécrétion, et surtout leurs follécules glanduleux, ainsi que les glandes conglomérées, ne soient formés d'un simple entrelacement de vaisseaux soutenus par le tissu cellulaire. L'identité des symptômes qui distinguent les phlegmasies de ces parties, ajoute de nouvelles preuves à ces traits de ressemblance dans la structure organique; gonflement, rénitence extrême, sensibilité, formation graduée d'une congestion inflammatoire, chaleur,

douleur pulsative, avec production d'une matière purulente, déterminée par des caractères
distinctifs, et connue par ses propriétés chimiques; enfin diminution graduée des symptômes, expulsion, soit artificielle, soit naturelle,
de cette même matière, et formation de la cicatrice. On peut suivre, pour ainsi dire, à l'œil
ces changemens successifs dans un phlegmon
extérieur, dans une grande plaie. Avant donc
que de parler de l'inflammation interne, la méthode analytique demande une exposition exacte
et précise des symptômes qui caractérisent un
phlegmon à l'extérieur; et ce n'est pas-là le seul
exemple de points de contact de la médecine
externe et interne, et de la nécessité de posséder les principes de l'une et de l'autre, si on
veut éviter d'avoir des idées fausses et incomplettes.

XLV. On doit peu s'étonner que Van-Helmont dans ses accès d'humeur caustique, se
soit emporté avec violence contre le jargon des
Galénistes, et l'explication fastidieuse de tous
les symptômes de l'inflammation, par le jeu
combiné de la bile, de la pituite, de la mélancolie; car que n'explique-t-on point quand on
se livre à tous les délires de son imagination!
l'inflammation regardée, avec raison, par Van-
Helmont comme une affection nerveuse, par
une sorte de pressentiment des découvertes mo-

dernes sur la physiologie. Cette affection, toujours l'effet de quelque cause irritante, comme
piqûre, plaie, contusion, brûlure, compression
des vaisseaux sanguins et des nerfs, &c. l'irritation dans ce cas produit trois effets distincts
dans la partie affectée, accroissement de chaleur,
afflux du sang et de la lymphe; et par l'accumulation de ces fluides, distension, intumescence, rougeur et douleur pulsative. Si ces symptômes sont légers, et que la partie affectée ne
soit pas d'une grande étendue, ils n'influent
point sur l'état général de l'économie animale :
mais quand ils prennent de l'intensité, le pouls
devient plein, fréquent et dur; et le malade se
plaint d'un sentiment général de chaleur, d'une
soif vive, et de tout ce qui caractérise un état
fébrile. Si, par un effort salutaire de la nature
ou par l'action de certains médicamens, la douleur, la chaleur et la tension se dissipent, et que
les autres symptômes se calment de même, le
malade reprend son état de santé; et c'est-là la
terminaison la plus heureuse de l'inflammation,
et ce qu'on appelle résolution. Si, au contraire,
les divers symptômes de chaleur, de douleur
et de rougeur, au lieu de diminuer, prennent
de l'accroissement, si le mouvement fébrile
augmente et s'exaspère, la tumeur acquiert par
degrés un plus grand volume; elle devient
molle, et un peu proéminente vers le milieu

ou la partie la plus déclive ; la douleur se calme,
ainsi que les autres symptômes fébriles, et on
sent au-dessous de la peau la fluctuation d'un
fluide. On sait que c'est à cette terminaison qu'on
donne le nom de suppuration. Une issue bien
plus à craindre, est la mortification ou gangrène,
c'est-à-dire, que la couleur de la partie affectée,
qui étoit auparavant d'un rouge vif, prend une
teinte plombée ou livide ; il se forme à sa surface des vésicules ou phlictènes, la douleur cesse,
le pouls reste foible et déprimé, avec fréquence,
la tumeur perd sa tension et devient noire, ou
plutôt se termine en une escarre gangréneuse.

XLVI. Plusieurs histoires de tumeurs phlegmoneuses, recueillies avec soin au lit des malades, et leurs symptômes rapprochés de ceux
d'une inflammation interne, d'une péripneumonie, d'une hépatite, &c. manifestées par leurs
signes extérieurs, feront facilement parvenir à
la connoissance exacte des signes distinctifs de
ces dernières. D'abord la congestion inflammatoire annoncée par la lésion des fonctions du
viscère affecté, par la difficulté de la respiration,
la douleur gravative de la poitrine, la toux avec
expectoration, &c. si c'est une péripneumonie ;
ou bien par la constipation, la tension douloureuse de l'hypocondre droit, une toux sèche, &c.
si le foie est frappé d'inflammation ; les autres
symptômes tiennent à la fièvre générale, qui

s'excite par une suite de l'affection locale, pouls
dur et fréquent, chaleur intense, soif vive, &c.
Il y a aussi d'autres symptômes qui dépendent
des connexions sympathiques du viscère affecté
avec d'autres parties déterminées, comme douleur de tête, rougeur des joues dans la péripneumonie ; stupeur de la jambe, rétraction du
testicule, convulsions dans l'inflammation du
rein. Des indices analogues annoncent une résolution bénigne de l'inflammation interne, comme
celle d'une tumeur phlegmoneuse à l'extérieur,
diminution graduée de la douleur, de la chaleur et de la fièvre à une époque déterminée ;
mais la terminaison par la suppuration, qui est
si favorable dans un phlegmon, peut devenir
funeste dans une inflammation interne, ou amener une autre maladie chronique, suivant que
l'épanchement de la matière purulente se détermine à l'intérieur. La cessation brusque de
la douleur, la foiblesse et la dépression du pouls,
la prostration des forces, &c. accompagnent également la gangrène interne, comme celle d'un
phlegmon, et sont les présages sûrs d'une mort
prompte. Pour pousser encore plus loin la pa-
rallèle, je ferai remarquer que le phlegmon
aboutit à un ulcère purulent d'une nature plus
ou moins bénigne ; ce qui forme une sorte d'affection chronique qui succède à la marche de
l'inflammation primitive. Or, les Traités de mé-

decine sont remplis de faits analogues, c'est-à-
dire, que l'inflammation d'un viscère finit par
un état ulcéreux qui quelquefois parvient à se
consolider, et qui d'autres fois dégénère en un
état de consomption et de phthisie.

XLVII. Une cause irritante, comme un coup,
une blessure, l'impression d'une vive chaleur
suivie de celle du froid, &c. a-t-elle agi d'une manière vive et forte sur un viscère ? l'inflammation peut se manifester bientôt par des signes non
équivoques, frissons plus ou moins prolongés,
ensuite ardeur interne, soif vive, sentiment de
tension dans la région du viscère affecté, quelquefois douleur obtuse et gravative, si le siége du
mal est profondément situé dans le parenchyme
du viscère, ou douleur vive et pungitive, si
l'affection se transmet à la membrane dont il
est revêtu. Ces symptômes, après s'être soutenus avec plus ou moins de vivacité, et s'être
compliqués avec d'autres, suivant la structure,
les usages et le rapport sympathique du viscère
affecté, finissent par diminuer par degrés à une
époque déterminée, et la maladie se termine
par une résolution bénigne ; mais si la fièvre
continue après le quatorzième jour, ou qu'après
s'être un peu calmée, et avoir éprouvé une
sorte de rémission, elle se reproduise avec des
exacerbations vers le soir, alors se prépare une
suppuration interne, accompagnée de plus ou

moins de danger, dont la marche est plus ou
moins précipitée, lente ou irrégulière, suivant
que l'inflammation est aiguë ou chronique, ou
qu'elle se renouvelle successivement dans plusieurs parties du viscère.

XLVIII. La sécrétion du pus, c'est-à-dire, d'un
liquide qui a ses caractères chimiques propres,
distingue encore les inflammations de cet ordre
d'une manière particulière. On connoît les travaux de Pringle, de Gaber, de Grashuis, &c.
sur la puogénie. Brugmans a repris ces recherches chimiques à Groningue en 1785 ; et d'après
des analyses comparatives, il conclut que le
pus, quoiqu'il soit une substance diverse de
toutes celles qui sont connues, a cependant une
grande analogie avec la gélatine, qui prend une
forme concrète par l'action du froid, et qui devient liquide à une légère chaleur ; mêmes menstrues dissolvent le pus et la gélatine : par distil-
lation, on en retire les mêmes principes. Leur
marche vers la dégénération putride offre les
mêmes phénomènes, puisque l'un et l'autre
commencent par le période de la fermentation
acide, et finissent par celui de la putride ; mais
leur diversité sous d'autres points de vue indique
assez que le pus est le produit d'une sécrétion
particulière, c'est-à-dire, que la partie interne
ou externe frappée d'inflammation devient une
sorte d'organe sécrétoire, qu'elle rentre dans la

loi générale de ces organes, puisque, par l'application d'un stimulant, l'afflux de la matière purulente est augmenté, au lieu qu'il seroit diminué si elle étoit contenue dans les vaisseaux irritables ou sensibles.

XLIX. Que d'objets en médecine répétés, compilés sans cesse, et regardés comme des vérités incontestables par l'esprit de routine, donnent d'abord lieu à des doutes si on les analyse, et finissent par être rejetés ou par être le sujet de nouvelles recherches ! Sauvages parle d'une inflammation du cerveau, dont il donne pour caractères une douleur gravative et obtuse, une fièvre vive : on croiroit qu'il se fonde sur des histoires particulières de la maladie, tracées avec la plus grande exactitude, et complétées par des résultats de l'ouverture des corps. On lit la description des espèces de céphalite qu'il rapporte, et rien ne s'accorde moins avec les caractères du genre. Y a-t-il donc jusqu'ici des signes bien constatés d'une inflammation dans la substance corticale ou médullaire du cerveau, si on en excepte les plaies de tête, qui appartiennent à la médecine externe (1) ? Il seroit facile de compiler ce que disent les Nosologistes

____

(1) *Recueil d'observations d'Anatomie et de Chirurgie, pour servir de base à la théorie des lésions de la tête par contre-coup. Paris,* 1766.

sur cet objet ; mais il est plus sage d'avouer que nous manquons, sur ce point, d'observations exactes et précises, et qu'il faut omettre de parler encore de la céphalite.

L. L'abus du mécanisme en médecine qu'on reproche, avec raison, à Boerhaave, rend souvent injuste à l'égard de cet homme célèbre, et on va jusqu'à méconnoître la sévérité de sa marche dans la description des maladies, la profondeur de ses vues et l'énergie de son style aphoristique. Ces derniers avantages le montrent dans le *Tableau de la Péripneumonie*, et on doit peu s'étonner que Stoll ait été réduit à transcrire ce genre presque en entier dans ses Aphorismes. Il supprime seulement les quatre premiers articles, qui tiennent à des notions hypothétiques sur l'inflammation, et il en insère quelque autre relatif, soit à la formation de la fausse membrane ou plutôt de la concrétion albumineuse, qui fait un des caractères des membranes diaphanes, soit à l'épanchement d'un fluide lymphatique ; et dès-lors la description de Stoll s'étend à ce qu'on appelle plévro-péripneumonie ou pleurésie humide. Ce Tableau ainsi rectifié, et si conforme d'ailleurs aux observations qu'offre chaque jour l'exercice de la médecine, réduit presque à la nécessité de le transcrire, ou plutôt de renvoyer à l'ouvrage lui-même ; car il ne peut point entrer dans mon

plan de me livrer à tous ces détails. Mais je ne
dois point omettre de parler de la péripneumonie maligne ou nerveuse, une des maladies les
plus funestes et les plus importantes à connoître,
et sur laquelle Stoll garde le silence. Shenkius
rapporte qu'une pareille péripneumonie devint
épidémique en 1348, et qu'elle fut très-meurtrière. Frank (1), qui a consacré un article très-
curieux au traitement de cette maladie, suivant
les principes de Brown, remarque que la grande
mortalité qu'elle cause est autant due au caractère propre de la maladie, qu'à la méthode suivant laquelle elle est traitée; car, ajoute-t-il,
les médecins prenant leurs indications de l'état
des symptômes, comme douleur pungitive, respiration difficile, toux et expectoration sanguinolente, ont recours aux saignées, aux purgatifs et autres remèdes propres à débiliter; ce
qui détruit le reste des forces vitales. Il attribue
les succès obtenus par Baglivi, à une méthode
opposée, à l'emploi du camphre. On sait aussi
que Sarcone, dans une épidémie de péripneumonie maligne qui régna à Naples, fit un usage
heureux de l'opium, puisqu'il parvint à guérir
une grande partie des malades, pendant que
d'autres médecins, en prescrivant la saignée,
n'éprouvoient que des revers constans. Franck,

____

(1) *Ratio instituti Clinici Ticinensis. Viennæ*, 1797.

fidèle aux mêmes principes, a eu recours aussi à la méthode excitante, à l'emploi du quinquina, de la serpentaire de Virginie, du camphre, du musc, de l'éther ou de l'opium ; et les histoires particulières dont il donne les détails, paroissent confirmer les avantages précieux de cette méthode.

LI. Doit-on traiter de l'hépatite et des diverses espèces d'ictère comme de deux maladies inséparables, ainsi que l'ont fait Boerhaave, et après lui Stoll ? ou bien doit-on les considérer séparément, comme l'ont fait Juncker, Hoffman, &c. ? Il est vrai que ces deux affections peuvent avoir des causes communes, telles qu'une boisson froide après un violent exercice, l'emploi brusque et prématuré du quinquina dans les fièvres intermittentes, la suppression des menstrues ou du flux hémorroïdal, des affections arthritiques par métastase, &c. mais aussi elles peuvent avoir des causes qui leur sont particulières. C'est ainsi, par exemple, que l'hépatite peut être produite par une course rapide ou des efforts violens, des contusions, des plaies de tête, l'abus des spiritueux, &c. tandis que l'ictère peut être séparément produit par des alimens grossiers, la répression d'un emportement de colère, l'action d'un émétique, la présence d'un ou de plusieurs calculs dans la vésicule ou les conduits excréteurs de la bile. Je

me borne donc, dans cet ordre, à la considération de l'hépatite, qui peut offrir tous les périodes et les diverses terminaisons des tumeurs
phlegmoneuses ; ses caractères généraux sont
un sentiment de pesanteur à l'hypocondre droit,
douleur qui s'étend quelquefois jusqu'au cou,
exacerbations de la fièvre vers la nuit, difficulté de respirer, toux sèche, &c. Mais on ne
doit point se dissimuler combien il est difficile
de la distinguer quelquefois d'une inflammation
du poumon ou de la plèvre ; sa complication
avec quelque autre inflammation ou affection
chronique, peut encore augmenter l'embarras.
C'est ainsi, par exemple, que l'année dernière
une malade à qui je donnois des soins, éprouvoit en même temps un cancer au pylore, et un
abcès dans la partie gauche du foie ; elle se plaignoit d'une douleur obtuse dans l'hypocondre
gauche, et des douleurs les plus vives dans la
région du pylore. Cette dernière partie même
étoit si sensible, qu'au moindre attouchement
la malade poussoit les hauts cris ; les douleurs
lancinantes qu'elle ressentoit en tout temps, re-
doubloient demi-heure après qu'elle avoit pris
quelque boisson. Les indices suffisoient pour
reconnoître une ulcération ou un squirre au
pylore ; mais comme il n'y avoit nulle trace de
jaunisse, ce ne fut qu'à l'ouverture du corps
que je fus pleinement convaincu de l'abcès du

foie. Dans le Journal de Médecine de Londres, année 1789, on rapporte l'exemple d'une hépatite traitée avec le muriate mercuriel doux, donné à l'intérieur, et des frictions mercurielles sur la région du foie. Le succès qu'on a obtenu est-il dû à l'action du remède, ou bien est-ce une solution spontanée de l'hépatite caractérisée par une évacuation, par l'anus, de la matière purulente ? C'est ce qu'on n'ose décider quand on lit l'observation avec un esprit non prévenu, et qu'on connoît bien l'histoire de la maladie. Mais l'auteur ne manque pas d'admirer la toute-puissance de son remède.

LII. La fameuse dissention des Physiologistes sur la structure glanduleuse ou vasculaire des viscères, ne pouvoit manquer de se reproduire à l'égard des reins; et on sait que Boerhaave, convaincu par les injections de Ruisch, mais fortement prévenu en faveur de l'opinion de Malpighi, admit un double mode de sécrétion de l'urine, l'un de l'urine limpide et aqueuse par la continuité des conduits urinifères avec les artères, et l'autre d'une urine plus fortement colorée par les glandes. Maintenant (1) la structure glanduleuse révoquée en doute; mais, quoi qu'il en puisse être, l'abondance du tissu cellulaire interposé entre les rézeaux vasculaires et

----

(1) Haller, *Elém. physiolog.* tom. VII.

les organes sécrétoires de l'urine, font rentrer
les reins dans la classe des autres viscères paren-
chymateux, et le rendent, par conséquent, sujet
au même ordre de phlegmasies. Exemples nombreux d'inflammation ou de suppuration des
reins, rapportés par Morgagni, qui fait remarquer en outre, soit les vices organiques de ces
viscères, soit les signes quelquefois incertains
et équivoques de leurs affections diverses. Je
puis citer un exemple des indices qui peuvent
induire en erreur. Une femme guérie depuis
près de deux ans d'une fièvre intermittente, se
plaignoit d'une douleur vive et lancinante dans
l'hypocondre gauche, et ne cessoit de répéter
qu'elle avoit une obstruction à la rate. On sen-
toit une tumeur dure, rénitente et volumineuse
au-dessous des fausses côtes, et une fièvre hectique minoit sourdement les forces de la malade.
A sa mort, je trouvai le rein gauche d'un très-
gros volume, en partie steutomateux, et conte-
nant en même temps une grande quantité de
matière purulente ; dans le rein droit, où la
malade n'avoit jamais éprouvé aucune douleur,
je trouvai un calcul volumineux avec des ramifications relatives à la distribution des bassinets
du rein ; dans la vessie, urine purulente. Le
moyen donc d'éviter l'erreur dans des cas semblables, est d'examiner l'état de l'urine rendue
par le malade.

LIII. Genre XXVIII. *Phlegmon*. Les causes ordinaires, chaleur vive ou brûlure, mouvement violent, la présence d'un corps étranger dans le tissu cellulaire, l'action des substances âcres, un froid rigoureux, des fortes frictions, des blessures, des contusions, des érosions, une fracture, &c. Veut-on suivre, pour ainsi dire, à l'œil la formation d'un phlegmon ? qu'on examine les effets d'une épine enfoncée dans le tissu cellulaire. Dans cette partie piquée, développement gradué de rougeur et de chaleur, avec une sorte de congestion et de rénitence ; extrême sensibilité au toucher, tension gravative, et bientôt après battemens répétés et soutenus. Ces symptômes continueront avec la même intensité pendant quelques jours, et ils décroîtront ensuite par degrés, au point que les tégumens qui correspondent à la tumeur se relâcheront, et prendront une couleur blanche en diminuant d'épaisseur ; fluctuation d'un liquide de plus en plus sensible, et par une ouverture naturelle ou artificielle écoulement d'une matière purulente. Si le phlegmon est considérable, il survient un état général de fièvre, qui est sans doute un des moyens subsidiaires dont se sert la nature pour terminer cette affection locale. On peut voir les développemens de cette théorie dans l'article *Aiguillon*, de l'*Encyclopédie méthodique*.

LIV. Les suites du phlegmon peuvent être un ulcère simple purulent, dont la considération appartient à la médecine externe.

LV. GENRE XXIX. *Péripneumonie ou pleurésie humide*. Frissons lors de l'invasion, ensuite chaleur vive, difficulté de respirer, douleur, tantôt gravative, tantôt pungitive, à l'un des côtés du thorax, toux incommode, d'abord sèche, et puis avec expectoration d'une matière muqueuse plus ou moins abondante. Si une grande portion du poumon est atteinte d'inflammation, alors embarras extrême dans la circulation, débilité, pouls petit et inégal, respiration fréquente et difficile, rougeur de la face, sorte d'affection soporeuse, qui peut finir par la suffocation ; mais si la phlegmasie n'atteint qu'une petite partie du poumon, ou que les causes déterminantes soient peu énergiques, espoir fondé de guérison ou de la transformation de la maladie dans une autre, et possibilité d'une résolution bénigne le quatrième ou cinquième jour, ou bien d'une solution critique le septième, neuvième, onzième ou quatorzième jour, soit par l'expectoration d'une matière muqueuse opaque, blanche et consistante, soit par des déjections ou une urine sédimenteuse. La péripneumonie peut aussi se terminer par suppuration et par un abcès, dont les indices et les dangers sont exprimés avec tant de justesse et de précision dans les Aphorismes de Stoll, sur les fièvres.

LVI. Nous devons au même auteur la description la plus exacte de la péripneumonie ou pleurésie bilieuse (*Ratio med.* ann. 1776). Mais une complication encore plus dangereuse, est celle de la péripneumonie avec les fièvres de l'Ordre IV ou de l'Ordre V ; ce qu'on indique par le nom de péripneumonie nerveuse (CXX) : mais comme cette complication n'est point rare dans les infirmeries de la Salpêtrière, et que j'en ai tracé plusieurs histoires particulières, je ne puis me refuser d'admettre deux espèces très-distinctes, celle de la péripneumonie adynamique et celle de la péripneumonie ataxique. J'ai senti aussi la nécessité de les traiter par la méthode des excitans et des toniques.

LVII. Genre XXX. *Hépatite ou inflammation du foie.* Son caractère distinctif souvent obscur et difficile à saisir, soit par les connexions de ce viscère, soit par sa position aux limites de l'abdomen et de la poitrine. En général, c'est sa surface extérieure qui est enflammée ; les signes en sont une fièvre aiguë, soif, respiration difficile, toux sèche, urine fortement colorée, constipation, tension douloureuse à l'hypocondre droit, qui simule quelquefois la pleurésie, et qui s'étend même jusqu'au cou. Si l'inflammation n'attaque que sa surface convexe, hoquet,

tumeur à l'hypocondre droit, coucher sur le
même côté incommode, pouls plus dur et plus
fréquent, douleur plus violente, sur-tout dans
les mouvemens du diaphragme. Si le siége du
mal n'est qu'à sa surface concave, vomissemens
plus fréquens, anxiétés, tension vive; terminaison de l'hépatite, quelquefois par une résolution bénigne, d'autres fois par des évacuations
critiques, comme déjections, urine avec sédiment copieux, sueurs prolongées, hémorragie,
sur-tout de la narine droite; dans certains cas,
par une suppuration qu'indiquent une fièvre
lente, des horripilations vagues, &c. la matière
purulente peut être portée par le conduit hépa-
tique au duodenum, et être rejetée ensuite par
les vomissemens et les selles; la substance du
foie en peut être aussi consumée en grande partie, et amener le dépérissement, la tympanite,
une diarrhée colliquative; quelquefois, par des
adhérences du foie au péritoine, l'abcès se fait
jour au-dehors, et la matière purulente s'évacue
comme dans une tumeur phlegmoneuse.

LVIII. GENRE XXXI. *Néphrite ou inflammation des reins.* Si elle ne tient pas à une affection calculeuse, ses caractères sont une fièvre
vive avec des rémissions, une douleur pungitive ou gravative dans la région de l'un des
reins ou des deux ensemble, soif vive, anxiétés, nausées, vomissemens, sentiment d'ardeur

en urinant, urine limpide. Les symptômes dissipés en peu de jours, si l'affection n'est que superficielle, et causée par l'impression du froid sur la région des reins ; mais si le siége en est plus profond, fièvre plus intense, douleur plus fixe et plus durable, avec un sentiment de constriction dans la région précordiale. Si les symptômes se soutiennent au-delà du quatorzième jour, alors on doit craindre une suppuration, qui se développe avec plus ou moins de rapidité ; en sorte que toute la substance du rein en peut être entièrement consumée (CX), et le malade périr d'une fièvre hectique. Si la néphrite est causée par des calculs, alors douleur gravative pendant des intervalles plus ou moins longs, mais qui devient aiguë par le moindre exercice du corps, quelquefois par les simples secousses d'une voiture ; urine mêlée de sang avec des mucosités, et quelquefois des fragmens calculeux, sentiment de stupeur dans la jambe, du même côté, ainsi qu'une rétraction du testicule, douleur dans le trajet des uretères, quelquefois avec des nausées et des vomissemens. La néphrite, qui ne tient point à la présence des calculs, peut se terminer par une résolution bénigne, un flux hémorroïdal, ou une urine sédimenteuse et d'une couleur foncée.

O R D R E   I V.

Phlegmasies des Muscles.

LIX. Dans les phlegmasies des Ordres précédens, observations innombrables, notions
précises sur la structure, les usages, les fonctions et le vrai caractère des lésions des parties
affectées ; tous les faits particuliers viennent se
réunir sans effort, et confirmer les principes
généraux : mais dans les phlegmasies des muscles, on est encore loin de pouvoir faire des
rapprochemens aussi heureux. La cause primitive de l'irritation, et ses loix encore indéterminées; accord à établir entre les phénomènes
de la maladie et les apparences qu'offre l'ouverture des corps. Sont-ce les fibres musculaires
qui sont primitivement affectées, ou bien les
tendons et les aponévroses ? Les muscles soumis
au mouvement volontaire peuvent-ils être assi-
milés, pour l'inflammation, à ceux des autres
muscles ? Ce sont-là des objets sur lesquels nous
avons déjà acquis plusieurs connoissances, mais
point assez encore pour fixer, d'une manière
irrévocable, les traits distinctifs de l'ordre et
les vrais caractères des genres. Cherchons donc,

en attendant des recherches ultérieures, à indiquer ce que l'observation et l'expérience ont appris jusqu'à ce jour, c'est-à-dire, tâchons de bien faire sentir le point du départ, et le but qu'il reste encore à atteindre.

LX. On sait que le muscle, soit dans un animal vivant, soit immédiatement après la mort, peut être irrité avec efficacité par une aspersion de sel, l'application de l'alkool, l'impression du froid ou de la chaleur, une piqûre ou l'étincelle électrique ; la force propre au muscle est réveillée à l'instant du contact, et peut continuer quelque temps par une alternative de contraction et de relâchement. Mais qu'ont de commun ces faits avec les circonstances propres à déterminer ou à caractériser, par exemple, le rhumatisme ? Dispositions à le contracter, tempérament sanguin, adolescence, âge adulte, habitude de s'exposer aux injures de l'air, et de se livrer à des travaux pénibles, bonne chère, abus des spiritueux, suppression de certaines hémorrhagies, impression brusque d'un air froid quand on est échauffé par l'exercice ou de toute autre manière. Comme les tendons des muscles et les expansions aponévrotiques qui les recouvrent sont peu éloignés de la surface extérieure des tégumens, on doit peu s'étonner que l'action du froid détermine plus souvent le rhumatisme dans ces parties ; quelquefois aussi

il se porte sur les parties musculeuses avec chaleur, rougeur et tumeur. Un des caractères particuliers de cette maladie, est une sorte de mobilité de l'affection inflammatoire qui se porte
alternativement dans diverses parties, quelquefois avec la rapidité de l'éclair, comme Storck
(*Annus Medicus* 2us.) en donne un exemple
des plus frappans. Le malade eut d'abord les
articulations des mains et des pieds attaquées,
puis il s'excita les douleurs les plus vives dans
toute l'habitude du corps, et une sorte de roideur tétanique ; la mâchoire inférieure resta
seulement libre ; les yeux, devenus rouges et
comme protubérans hors des orbites, donnoient
lieu à des larmes qui laissoient des traces d'érosion sur les joues ; la poitrine fut ensuite atta-
quée, avec une respiration très-gênée et danger
de suffocation. On appliqua des sinapismes aux
articulations des mains et des pieds, et après
demi-heure, une forte douleur s'empara des genoux et des carpes, ce qui fit disparoître le danger de la suffocation : la douleur la plus vive
se fixa subitement autour de l'ombilic; mais une
évacuation de matières dures, par un clystère,
fit tout dissiper; les aines, et ensuite les testi-
cules, furent atteints de la même affection avec
tant de violence, qu'il s'ensuivit des convulsions, une syncope avec asphyxie pendant environ cinq minutes : la chaleur revint aux

extrémités, ainsi que le pouls; il succéda un sommeil tranquille, avec une sueur continue; la tumeur des genoux et des carpes devint plus molle et moins douloureuse; et le huitième jour, à l'aide d'une infusion de fleur de sureau avec du petit-lait, la santé se rétablit après une abondante excrétion d'urine.

LXI. Le rhumatisme ne se termine ni par suppuration ni par gangrène, mais quelquefois par une sorte de résolution, comme à l'égard d'une jeune personne dont parle le commentateur de Boerhaave (*Rhumatismus*, pag. 655). Elle avoit d'abord éprouvé une douleur vers la crête des os des îles, du côté droit; le lendemain, en se baissant à terre, elle fut tout-à-coup prise d'une douleur atroce dans tout le côté droit, ainsi qu'à la cuisse et au bras, douleur qui se renouveloit au moindre mouvement; une saignée fit rétablir les menstrues : le quatrième jour, l'urine déposa un sédiment épais et copieux, ainsi que le jour suivant; le sixième jour, l'urine fut naturelle, et le septième jour la douleur disparut entièrement. J'ai vu un exemple analogue sur un jeune voyageur qui, par un temps froid, avoit passé plusieurs nuits dans une chaise de poste mal fermée : la terminaison eut aussi lieu le septième jour, par des sueurs et une urine critique; mais aucune saignée ne fut pratiquée. Quelquefois aussi le rhumatisme, après avoir duré long-temps, finit par un état de débilité extrême dans les membres, ou plutôt par une sorte de paralysie, comme cela est arrivé à Boerhaave, qui, après avoir été retenu trois mois dans son lit, livré aux douleurs les plus cruelles, resta ensuite deux mois privé du sentiment et du mouvement dans les extrémités inférieures. Dans des cas où la maladie a été mortelle, on a trouvé, soit sur les membranes qui recouvrent les muscles, soit dans les gaines des tendons, une sorte de tumeur, ou plutôt des épanchemens d'un mélange de gélatine et d'albumine. Le rhumatisme est sujet aussi à devenir chronique, sur-tout si le traitement n'est point dirigé avec sagesse, c'est-à-dire, que les douleurs se renouvellent à des époques plus ou moins régulières, avec foiblesse et une grande diminution de la force contractile des muscles.

LXII. Que d'incertitudes et d'obscurités quand on ne discute rien, et qu'on cite tour-à-tour tout ce qu'on trouve dans les auteurs! Senac répète indistinctement dans son *Traité du Cœur*, tous les résultats de ses lectures sur les inflammations, les abcès et les ulcères de ce viscère. Sauvages compile ce qui est rapporté à ce sujet dans le Traité de Senac. Selle répète encore ce qu'ont dit ces deux auteurs; et sans former aucun doute sur les vrais caractères de la cardite, il les fait consister dans une douleur pungitive sous le sternum, des palpitations du cœur, des anxiétés continuelles, un pouls petit et inégal, peu de chaleur. Stoll diffère un peu de Selle, et il admet pour indices de la même inflammation, un sentiment d'ardeur, une douleur obtuse, une sorte de constriction autour du cœur, avec des anxiétés, des inquiétudes, la syncope, un pouls foible ; il ajoute qu'il a vu cette inflammation compliquée avec celle du péricarde, sans ajouter cependant des détails plus précis. Comment ces auteurs n'ont-ils point profité des remarques excellentes que fait Morgagni (Epit. XXV) sur cette inflammation, sur les distinctions à faire entre les érosions apparentes et les érosions vraies du cœur, ainsi que sur l'instabilité des signes qui peuvent faire connoître les ulcérations ou l'état inflammatoire de ce viscère ? On est encore plus vivement frappé de la nécessité de recherches ultérieures sur cet objet, en se rappelant les principes exposés dans les deux Ordres précédens des phlegmasies. La membrane extérieure de ce viscère ne peut-elle point contracter l'inflammation, qui est l'objet de l'Ordre II, et se recouvrir d'une matière concrescible ou albuminée, ou bien donner lieu à un épanchement lymphatique ? Le cœur, à cause du tissu cellulaire qu'il contient, est-il sujet aussi aux inflammations de l'Ordre III, et quels en sont les signes particuliers ? Enfin sa nature

proprement musculaire l'expose-t-il aux inflammations rhumatismales, et par quels indices
peut-on le reconnoître? Une observation prise
des Transactions philosophiques, et dont on peut
voir les détails dans une traduction (1) abrégée
de cet ouvrage, fait augurer que le cœur est
susceptible de cette dernière affection. L'homme
qui en fournit l'exemple avoit éprouvé un violent rhumatisme, qui, après avoir attaqué différentes articulations, s'étoit fixé sur les genoux.
L'usage des bains froids détermina l'affection sur
la poitrine; et dès-lors, oppression, syncopes,
anxiétés, palpitations du cœur, &c. A sa mort,
le cœur parut principalement affecté. Ce viscère
avoit acquis un volume énorme; il étoit très-
adhérent au péricarde, d'une couleur pâle et
d'un tissu très-lâche. Ses parois étoient très-
minces en comparaison de son volume, et tout
annonçoit une forte atteinte portée aux forces
vitales de ce viscère.

LXIII. La parafrénésie et le ris sardonique
sont-ils inséparables de l'inflammation du diaphragme? Boerhaave, sans doute sur la foi d'au-
trui, est de cet avis; et Stoll, dans ses Aphorismes, se borne à transcrire ceux de Boerhaave
sur le même objet. L'exact et judicieux Morga-

---

(1) *Abrégé des Transactions philosophiques, anatomie et
physique animale*, ann. 1790. Chez Buisson.

gni rapporte une observation où l'inflammation
du diaphragme étoit accompagnée de la parafrénésie ; mais comme la pie-mère étoit en même
temps enflammée, la cause du délire reste encore incertaine. D'un autre coté, Willis fait
part de deux exemples d'une pareille inflammation sans parafrénésie, c'est-à-dire, sans délire
tour-à-tour gai ou furieux, sans ris sardonique.
Un fait rapporté par Dehaën semble établir la
même vérité ; mais un des Mémoires de la société
de Copenhague donne encore des résultats plus
précis ; l'auteur (1) dit avoir vu dans un des hôpitaux de cette ville, deux hommes qui avoient
succombé à l'inflammation du diaphragme, sans
avoir éprouvé ni délire continu, ni ris sardonique ; les principaux symptômes avoient été
seulement une respiration très-difficile, des
vomissemens fréquens, un sentiment de constriction à la région du diaphragme, une toux
sèche et très-incommode ; fièvre continue, pouls
tendu et irrégulier. La mort ne survint pas
avant le quatorzième jour, et à l'ouverture
du corps on trouva le diaphragme presque par-
tout enflammé. L'auteur du même Mémoire
ajoute une autre observation sur la même inflammation devenue chronique. Ces faits sont
sans doute positifs ; mais sont-ils assez nom-

____

(1) *Acta societatis medicæ Hauniensis*, ann. 1777.

breux pour établir le caractère générique de la maladie ?

LXIV. L'angine peut être analogue à l'inflammation des membranes muqueuses, en affectant la membrane interne de l'arrière-bouche, du pharynx, du larynx, ou bien participer de la nature du phlegmon, en attaquant les amygdales ou les glandes salivaires. Elle portera enfin plus ou moins le caractère de l'inflammation musculaire, suivant qu'elle affectera les muscles relevans de l'os hyoïde, ceux du larynx, ceux du pharynx, ceux de la luette ou du voile du palais. Les connoissances profondes de Boerhaave sur l'anatomie, son esprit de méthode et le laconisme de sa rédaction, ne brillent nulle part mieux que dans ce qu'il a écrit sur l'angine inflammatoire ; mais ce seroit une erreur que de confondre avec ce qu'on appelle maux de gorge gangréneux, ce que Boerhaave désigne par le nom d'angine gangréneuse, qui n'est qu'une terminaison de l'inflammatoire. On doit même regretter que cette autre maladie ait échappé à sa sagacité, puisqu'elle a été indiquée par Arétée (lib. I, cap. IX), et qu'après s'être montrée successivement dans différentes parties de l'Europe avec le caractère d'épidémie, on en a donné plusieurs fois les descriptions les plus exactes. Pourquoi Stoll, dans ses Aphorismes, n'a-t-il point suppléé à cette omission ? J'ai publié dans la Gazette de Santé, ann. 1789, des notices sur une semblable épidémie qui venoit de régner dans une contrée de l'Angleterre, et qui avoit été décrite avec exactitude dans le Journal de Médecine de Londres.

LXV. Genre XXXII. *Rhumatisme.* L'expérience la plus multipliée a appris qu'il est produit le plus souvent par l'impression brusque d'un air froid après des exercices violens et des travaux pénibles, la suppression d'un ancien cautère ou d'un vésicatoire, d'une évacuation par les hémorroïdes, d'une saignée habituelle, &c. En Angleterre, où le rhumatisme est très-fréquent, on reconnoît une sorte de disposition héréditaire, caractérisée par un excès d'irritabilité dans le système musculaire, qui rend certaines personnes très-susceptibles d'être vivement affectées par des changemens brusques dans la température de l'atmosphère. *Symptômes :* lassitudes spontanées, sentiment de pesanteur dans les membres, avec refroidissement des extrémités, horripilations, frissonnemens ; il succède une chaleur interne, sur-tout dans la région précordiale, un pouls serré et fréquent, des anxiétés, de la soif, de l'inappétence ; et il se déclare une douleur, tantôt aiguë, tantôt gravative, et un sentiment de tension dans certaines ou dans plusieurs parties à la fois, comme le cou, les épaules, le dos, les lombes, les genoux,

et quelquefois dans toute l'habitude du corps.
Ces douleurs sont ordinairement très-cruelles,
avec un sentiment de dilacération ; elles se renouvellent au moindre mouvement, tantôt elles
sont fixes, et tantôt elles se déplacent et se portent
alternativement d'une partie dans une autre ;
très-souvent, ni rougeur ni gonflement dans la
partie affectée ; mais d'autres fois l'un et l'autre
ont lieu avec diminution de la douleur. Résolution bénigne de la maladie dans certains cas,
comme dans les exemples que j'en ai donnés
(LXI), à l'aide du repos, des délayans et d'une
chaleur tempérée ; mais dans d'autres cas aussi
la terminaison de la maladie a lieu par une foiblesse des muscles affectés et une sorte de paralysie , qu'on parvient ensuite à dissiper par
l'usage des toniques et par le mouvement. Quelquefois le rhumatisme aigu dont je viens de tracer les principaux caractères, dégénère en chronique. Un auteur anglais (1) a été même plus
loin, et il distingue trois espèces de rhumatismes
chroniques, celui qui succède au rhumatisme inflammatoire par le rassemblement d'une matière
gélatinoso-albumineuse dans les intervalles des
membranes et des fibres musculaires ; un autre,
avec gonflement autour des articulations par la

---

(1) *An inquirri into the present state of medical surgeri*, &c.
by Kirkland.

débilité des fonctions du système absorbant dans cette partie ; enfin un troisième , qui est sans inflammation et sans gonflement , et dans lequel la douleur paroît et disparoît tour-à-tour si brusquement, que le vulgaire attribue ces effets à une espèce de sortilége. Je réserve pour mes leçons les développemens de cette doctrine.

LXVI. Genre XXXIII. *Angine.* Les jeunes gens et les hommes d'un tempérament sanguin, les plus exposés à la contracter par un exercice violent et pénible, la déclamation oratoire, le chant, les cris, l'équitation en sens contraire d'un vent froid et violent, &c. Si le siége de l'angine est principalement dans la trachée-artère, chaleur, douleur dans cette partie, fièvre aiguë, voix grêle et avec sifflement, respiration fréquente, &c. Si le larynx est plus particulièrement affecté, il se joint aux symptômes précédens une douleur vive lors de l'élévation du pharynx, une voix très-aiguë, un danger imminent de suffocation, &c. c'est sans doute l'espèce la plus alarmante. Si l'affection porte plus directement sur le pharynx, déglutition très-douloureuse, ou même impossible, la matière alimentaire ou les boissons revenant par les narines. Enfin si le siége du mal est dans les amygdales, la respiration est très-gênée, le passage de l'air à travers les narines est plus ou moins obstrué, l'excrétion des mucosités des amyg-

dales fort augmentée, la douleur est aiguë et
se propage jusqu'à l'oreille interne, &c. L'angine inflammatoire, en général, peut se terminer par une résolution bénigne de la maladie,
par suppuration ou abcès, par gangrène, par
l'exsudation de l'albumine et la formation de ce
qu'on appelle une fausse membrane, propre à
boucher les passages de la respiration et à suf-
foquer. L'angine inflammatoire est une des maladies qui, dès les premiers temps, demande les
secours les plus actifs, soit en portant le relâchement dans les parties affectées, par des fomentations à l'extérieur, des gargarismes tièdes,
l'eau en vapeur, soit en agissant sur les voies
alimentaires par des boissons abondantes et
l'usage réitéré des clystères, soit enfin en déter-
minant une irritation vers les extrémités inférieures, par des pédiluves chauds et très-pro-
longés.

LXVII. Le mal de gorge gangréneux décrit
par plusieurs auteurs très-distingués, tant anciens que modernes; ses symptômes ordinaires,
douleur de tête et de l'arrière-bouche, fièvre
légère, toux, nul gonflement à l'extérieur, quelques légères traces d'inflammation dans quelque
partie du pharynx. Vers le troisième jour, éruption chancreuse dans cette partie ou au voisi-
nage, avec formation d'une pellicule blanche;
ensuite accroissement de la douleur et de la dif-

ficulté de respirer, voix rauque et comme par sifflement, quelquefois extinction de la voix. Vers le sixième ou septième jour, croûte gangréneuse, pâleur et lividité de la face, régurgitation des boissons par le nez, respiration difficile, voix éteinte, pouls petit et fréquent, &c. On ne peut guère méconnoître les caractères de la fièvre de l'Ordre IV (Classe Ire); et c'est d'après ces principes que le traitement en doit être dirigé, en portant également ses vues sur l'affection locale. C'est dans des affections semblables, où la nature ne développe que des efforts impuissans ou nuisibles, qu'il faut porter des secours prompts, prévenir ou modérer les progrès ultérieurs de la maladie, et montrer autant de lumière dans le choix des moyens, que d'habileté dans l'art de les diriger.

ORDRE V.

Phlegmasies cutanées.

LXVIII. Recherches très-fines et très-déliées faites par divers anatomistes, sur la distribution des ramifications artérielles et veineuses dans le tissu de la peau, sur celle des nerfs, sur la structure des papilles nerveuses, les lames de l'épiderme, le tissu réticulaire, les vaisseaux sudorifères, la transpiration, l'inhalation, &c. (Haller, *Elém. physiol.* tom. V). Mais quoique les injections de Ruisch, en communiquant une couleur rouge à la peau, laissent voir quelque analogie éloignée avec les effets de l'état inflammatoire, peut-on déduire des connoissances acquises jusqu'à ce jour sur le tissu de la peau, les principaux phénomènes de cette affection, comme la fièvre générale qui précède de quelques jours l'éruption exanthématique, la marche des symptômes propres à l'érysipèle, la petite-vérole, la rougeole, la pustule maligne? On n'en doit pas moins chercher à connoître tout ce que l'anatomie et la physiologie ont découvert sur la structure et les fonctions des tégumens, redoubler même d'ardeur et de zèle pour porter encore plus loin ces découvertes, comme j'en donne l'exemple (Classe V, Ordre Ier). Une expérience, une observation nouvelle peuvent faire naître quelquefois les rapprochemens les plus lumineux, et nous dévoiler ce qui ne paroissoit d'abord qu'un mystère.

LXIX. Reconnoissance et hommage aux auteurs qui, par leur zèle et leur application, cherchent à reculer les bornes de la science médicale, et qui ont décrit avec exactitude les fièvres exanthématiques qui ont régné en divers temps sous le nom de fièvres scarlatines, miliaires, pétéchiales, vésiculaires, ortiées. Les Traités particuliers, les Journaux de Médecine, les Recueils d'observations et de constitutions épidémiques, en sont remplis ; et j'avoue que rien n'est plus propre à effrayer l'imagination, et à faire désespérer de pouvoir jamais parvenir à se faire un tableau juste et précis des maladies aiguës. Mais que, sans s'arrêter à ces apparences extérieures pour en déduire les caractères fondamentaux des maladies, on remonte par l'analyse aux traits distinctifs de la fièvre primitive ou de la phlegmasie qui accompagne l'éruption, on verra bientôt ces difficultés s'applanir, et le tableau nosographique, ainsi dégagé, n'en devenir ni moins régulier ni moins simple. Aussi Stoll donne-t-il une idée très-exacte de ces exanthèmes, en les divisant en factices, symptomatiques, critiques, contagieux, épidémiques, endémiques, et en remarquant qu'il ne faut s'attacher en général, dans le traitement, qu'à la nature de la fièvre qui les accompagne. Il est vrai que si tous les auteurs avoient suivi les mêmes principes, ils se fussent privés de l'avantage de fixer les yeux du public sur une nouveauté : et combien ce sacrifice coûte souvent à l'amour-propre !

LXX. L'application d'une forte chaleur, l'effet des vésicatoires, donnent des exemples parti-

culiers de l'inflammation cutanée; douleur, chaleur, tension, élévation de vésicules remplies
d'une sérosité limpide : mais la nature de ces
affections locales, bien distincte de celle des exanthèmes, qui sont précédés d'un mouvement fébrile plus ou moins violent, et qui tiennent,
pour ainsi dire, à un état général de l'habitude
du corps, comme l'érysipèle, la petite-vérole,
la rougeole, la pustule maligne. Ces éruptions
peuvent être d'ailleurs ou simples ou compliquées avec quelqu'un des genres fébriles de la
première Classe : aussi varient-elles pour la couleur, la forme et la partie affectée. La couleur
peut être d'un rouge fleuri, ou bien avec une
teinte jaunâtre, livide, brune, noirâtre ou gangréneuse : la douleur peut être plus ou moins
vive, avec un simple picotement, ou avec le
sentiment d'une chaleur brûlante. Un caractère
distinctif des inflammations éruptives en général, est d'être précédées, deux, trois et quelquefois quatre jours, d'une fièvre plus ou moins
vive; au lieu que dans les phlegmasies précédentes, la fièvre se déclare en même temps que
l'état inflammatoire. Les autres symptômes sont
un gonflement du tissu cellulaire adjacent, gonflement même qui peut participer du caractère
phlegmoneux, lorsque l'inflammation se propage assez avant pour attaquer le tissu cellulaire
ou les glandes; et alors il y a complication de

la phlegmasie (Ordre Ier) avec l'inflammation cutanée, c'est-à-dire, qu'il succède alors une vraie suppuration ; au lieu que dans l'inflammation cutanée simple, les vésicules formées par le détachement de l'épiderme ne contiennent qu'un liquide lymphatique. Celui que produit l'application des vésicatoires a été soumis à l'analyse chimique (1), par le citoyen Margueron, et comparé avec la sérosité du sang ; il en est résulté que, sur deux cents parties de l'un et de l'autre, on a trouvé une quantité égale de muriate de soude et de phosphate de chaux : il n'y a eu qu'une très-légère différence dans les quantités respectives de carbonate de soude, d'albumine et d'eau. C'est à l'analyse chimique à pousser plus loin les recherches sur la sérosité des pustules de l'érysipèle, de la petite-vérole, de la pustule maligne. Il seroit sur-tout important d'analyser la matière des pustules de la petite-vérole dans différentes périodes de la maladie, et d'en faire un examen comparatif avec la matière purulente proprement dite. (Ordre Ier.)

LXXI. Nécessité de fixer avec précision la vraie signification du terme d'*érysipèle*, que les auteurs ont appliqué, en général, à une inflam-

----

(1) *Médecine éclairée par les Sciences naturelles*, par Fourcroy.

mation des membranes diaphanes, et de celles
qui recouvrent les viscères. Gorter commente
longuement l'Aphorisme d'Hippocrate, qui parle
de l'érysipèle de l'utérus comme d'une affection
mortelle; et le commentateur cherche à établir
les signes distinctifs du phlegmon et de l'érysipèle, comme si l'un et l'autre étoient démontrés
par une série de faits incontestables; voilà ce
qu'on peut appeler une vénération aveugle, une
sorte de fanatisme pour le père de la médecine,
qui a sans doute fait faire des pas immenses à la
science, mais qui, sur un grand nombre de maladies, n'a fait qu'ouvrir la carrière. Galien, au
lieu d'avancer sur ce point dans la vraie ligne
de l'observation, fait jouer au gré de son imagination le sang et la bile. Aëtius, Paul d'Egine,
Vesale, Paré, Fabrice d'Aquapendente, auteurs qui ont tant contribué aux progrès de
la chirurgie, ne s'occupèrent de l'érysipèle que
comme affection locale, et ne furent féconds
qu'à inventer et varier leurs topiques. Hoffman
est un des auteurs qui a le mieux connu le vrai
caractère et la marche de l'érysipèle, comme
maladie primitive et interne, quoiqu'il exagère
un peu ses analogies avec la fièvre pestilentielle;
tumeur plus déprimée que dans le phlegmon,
douleur qui n'est point accompagnée d'autant
de tension, couleur d'un rouge moins vif et
avec une teinte jaunâtre, &c. Il indique ses va-

riétés suivant qu'il est secondaire ou primitif, suivant l'âge, la constitution de l'individu,
la partie affectée. Enfin Lorry, dans son Traité
des maladies cutanées, a répandu de nouvelles
lumières sur cette maladie, en la considérant
suivant que son siége est fixe et constant sur
une partie, suivant qu'il a un caractère de mobilité, en se portant alternativement d'une partie
sur une autre, ou enfin suivant son renouvellement par paroxysmes périodiques.

LXXII. La petite-vérole, si fréquente en
Europe depuis près de dix siècles, si souvent
reproduite dans son état de simplicité ou avec
ses complications diverses, enfin si bien observée, et décrite par les hommes les plus habiles,
que tout objet nouveau de recherche sur ce point
paroît épuisé. Rhazès, qui l'a fait connoître le
premier, plus fécond en remèdes frivoles qu'en
notions précises du vrai caractère et de la marche de la maladie; cette lacune en médecine
remplie avec gloire par Sydenham, qui fit briller
le talent observateur le plus rare, en donnant
l'histoire la plus exacte de la petite-vérole régulière et de celle qui est anomale; mais ses principes
de traitement rafraîchissant sont trop généraux
et trop exclusifs. Les principes de Morton, pour
le traitement échauffant, ne pèchent pas moins
par leur trop grande universalité. Huxham,
en marchant entre ces deux extrêmes, donne

l'exemple d'une raison sage et éclairée. Il fait voir que les circonstances où se trouve le malade doivent faire opter entre l'une ou l'autre méthode, et que c'est au médecin à faire un choix judicieux. Mêmes principes suivis dans l'hospice de la Salpêtrière, où il y a plus de mille enfans de tout âge, depuis le sevrage jusqu'à l'adolescence, et où la petite-vérole ne peut qu'être très-fréquente dans les infirmeries : est-elle légère et régulière ? je l'abandonne à elle-même sans m'occuper presque du traitement. Les enfans sont-ils bien constitués, et les symptômes sont-ils violens ? c'est alors que le régime rafraîchissant est mis en usage. Mais que de complications diverses avec des fièvres de mauvais caractère ! que de constitutions détériorées, où les fortifians et les toniques peuvent seuls arracher à une mort inévitable !

LXXIII. Que de savantes puérilités dans toutes ces méthodes préparatoires ou ces formules mystérieuses qu'on croit propres à assurer le succès de l'inoculation dans la petite-vérole ! pilules, poudres diverses, liqueurs éthérées : quel heureux échafaudage pour obtenir de la réputation et de la vogue ! Camper, inoculateur hollandais, a eu le courage d'opposer à ce charlatanisme un Mémoire (1), où brillent la

______

(1) P. Camper, *Dissertatio de emolumentis et optima methodo institutionis variolarum. Groningæ*, 1774.

candeur et les principes sains et lumineux que
l'opinion publique ose à peine accorder à la médecine. « Je n'ai, ajoute-t-il, jamais fatigué mes ma-
» lades par ce traitement préliminaire, et tous ont
» éprouvé la petite-vérole sans aucun accident
» sinistre ; les médecins qui ont suivi mes avis,
» ont eu les mêmes succès ». L'inoculation a été
pratiquée aussi à la Salpêtrière durant le cours
de l'année dernière, à différentes époques et
suivant différentes méthodes. Les enfans attaqués de la petite-vérole naturelle étoient réunis
dans la même salle, pour servir de terme de
comparaison. Ce sera dans une autre circonstance
que le Journal de mes observations sera publié;
et je me bornerai ici à la simple exposition du
résultat. Choix des enfans à inoculer, depuis
trois jusqu'à six ans, avec tous les signes extérieurs de la santé. Inoculations pratiquées au
nombre de soixante-trois ; quinze sans succès,
c'est-à-dire, sans éruption ni mouvement fébrile sensible, peut-être parce qu'ils avoient eu
la petite-vérole en nourrice ; ce qu'on n'a pu
vérifier. La petite-vérole, dans les autres qua-
rante-huit enfans, a été très-bénigne, et n'a été
suivie d'aucun accident. Dix-sept avoient été
inoculés par vésicatoire, quatorze par piqûre,
quatre par l'insertion d'un fil imprégné de virus
entre l'index et le petit doigt, treize ont contracté la petite-vérole par contagion dans la salle;

et comme ces enfans y étoient entrés bien por-
tans, la petite-vérole a été aussi régulière que
si elle avoit été contractée par piqûre. Tous ont
été nourris avec des substances saines prises en
grande partie du règne végétal ; leur instinct
naturel pour garder le lit et la diète durant la
fièvre d'éruption, a servi seul de guide : point
de servile assujétissement à un régime exclusif ;
liberté entière de se promener à l'air libre ; mais
point de défenses d'approcher du poêle, si c'étoit
leur plaisir. Après la chute des pustules, quelquefois un léger laxatif, d'autres fois point du
tout ; mais en général un ou deux bains pour
déterger la peau et la rendre perméable : en
un mot, ne rien outrer, suivre en tout la nature, dont la marche est si souvent régulière et
simple.

LXXIV. La rougeole, maladie plutôt indiquée que décrite par Rhazès ; mais avec quelle
sagacité et quel succès Sydenham n'en a-t-il
point tracé la marche et le caractère durant
l'épidémie de cette maladie qui régna à Londres
en 1670 ! elle s'offrit avec quelques irrégularités
dans l'épidémie de 1674, éruption précipitée
ou retardée ; son siége d'abord aux épaules et aux
autres parties du tronc, tandis que, dans l'autre
épidémie, elle commençoit toujours par la face.
On n'observoit pas non plus, ou du moins
c'étoit très-rare, cette desquammation de l'épi-

derme qui distingue la rougeole régulière : le
traitement sur-tout mal dirigé avoit des suites
bien plus souvent funestes. Une des circonstances les plus favorables pour bien observer
la rougeole, s'est aussi offerte cette année à la
Salpêtrière : douze enfans en furent d'abord
attaqués durant la première décade de pluviose;
éruption d'un rouge très-vif disposée par plaques, où on distinguoit quelques petits boutons;
la fièvre la devançoit de deux ou trois jours,
mais sans coryza ni toux; les taches paroissoient
d'abord à la tête et à la poitrine, puis aux extrémités. La fièvre diminuoit après la sortie de
l'éruption, qui se desséchoit et tomboit en petites écailles farineuses le troisième, quatrième
ou cinquième jour. A la seconde décade, la rougeole attaqua encore plus d'enfans; mêmes caractères de l'éruption, mais coryza et toux.
Symptômes caractéristiques de la rougeole encore plus développés durant la dernière décade,
pendant laquelle plus de quarante enfans en
furent attaqués; coryza, toux très-incommode,
rougeur et tuméfaction de la face, larmoïement.
L'éruption commença cette décade à être uniquement formée de petits boutons assez élevés
et disposés en grappes; quelquefois complication avec fièvre bilieuse ou meningo-gastrique;
d'autres fois l'éruption précédée de cours-de-
ventre ou de saignemens de nez avec soulago-

ment. Progrès de la rougeole durant la première décade de ventose ; cinquante-cinq enfans au moins en furent attaqués : la maladie s'offrit sous diverses formes ; quelquefois l'éruption sans fièvre, d'autres fois l'éruption devancée d'une fièvre catharrale ou bilieuse, mais nul rapport constant observé entre la violence de la fièvre et l'abondance de l'éruption ; car quelquefois éruption peu abondante précédée d'une fièvre très-vive, mais fièvre catharrale souvent accompagnée de vive douleur au côté, et quelquefois de crachement de sang : la toux persistoit en général plusieurs jours après la desquammation. Singularité remarquable sur deux enfans ; l'éruption, après avoir tour-à-tour paru et disparu en partie, finit par prendre une couleur livide, avec tous les symptômes d'une fièvre nerveuse ou ataxique ; et ces deux enfans ont succombé. La seconde décade de ventose, la rougeole attaqua au moins autant d'enfans que durant la précédente ; quelquefois l'éruption en plaques et en forme de scarlatine, comme au début de l'épidémie ; mais d'autres fois boutons plus élevés, et forme de rougeole plus prononcée. La troisième décade, moindre nombre de nouvelles rougeoles, et il n'y en a eu presque plus durant la première du mois de germinal. Le grand nombre d'enfans attaqués de la rougeole durant cette épidémie, n'a pu permettre de les admettre tous dans les infirmeries, et plusieurs ont été soignés dans leurs dortoirs. Parmi ces derniers, cinq sont tombés dans une sorte de marasme à la suite de la rougeole; et à l'ouverture des corps de deux d'entr'eux, on a trouvé les poumons et la trachée-artère gorgés de mucosités. La maladie n'a donc point été funeste par elle-même, mais seulement par ses complications avec quelque fièvre d'un mauvais caractère, ou par les circonstances d'un état de langueur et d'une constitution détériorée; l'émétique (*tartrite de potasse antimonié*) a produit les effets les plus heureux, soit contre l'affection catharrale des poumons, soit contre la fièvre bilieuse, souvent compliquée avec l'éruption : usage des boissons pectorales quand la maladie étoit simple; stimulans et toniques dans certaines complications. A quoi tient le précepte irrévocable que fait Méad, de la saignée dans cette maladie? Je n'ai pas même fait saigner aucun des six enfans qui ont craché du sang, et leur guérison a été cependant bien complète. Exalter l'efficacité de la saignée, par la seule raison que les malades ont guéri, c'est tout donner à la prévention, à moins qu'on ne prouve que la maladie ne peut guérir d'une manière plus simple.

LXXV. On s'étonne de voir quelquefois comment avec des talens supérieurs on suit pour guide un vain jargon d'école, et on se décide har-

diment pour un traitement hasardé, ou plutôt téméraire. « Dans le charbon non pestilentiel ou
» pustule maligne, le sang est très-ardent, dit
» Fabrice d'Aquapendente, et il est en redon-
» dance dans la partie affectée. Il faut donc éva-
» cuer cette redondance universelle qui entre-
» tient l'affection locale, et on y parvient par une
» saignée jusqu'à défaillance ». Les progrès des lumières ont heureusement changé cette manière
de voir, et on sait maintenant qu'il y a autre
chose à pratiquer dans la pustule maligne ; ce
sont les tanneurs, les bouchers et autres personnes qui touchent aux animaux morts du
charbon ou qui mangent de leur chair, qui
sont plus exposés à la contracter. Elle est fréquente en Bourgogne, et a été décrite avec beaucoup de soin et d'exactitude par Enaux et Chaus-
sier, dans une petite brochure publiée il y a
quelques années, et d'où je tire les caractères
génériques.

LXXVI. GENRE XXXIV. *Erysipèle*. Son
éruption devancée deux ou trois jours par une
sorte d'accès fébrile, avec anxiétés, cardialgie,
chaleur interne plus ou moins vive ; puis tout-
à-coup douleur et rougeur subite dans quelque partie du corps, au visage, aux bras, aux
aines, &c. accroissement de la fièvre, assoupissement ou délire, tumeur plus déprimée que
dans le phlegmon, douleur moins vive et accom-

pagnée de moins de tension ; il peut être fixe dans une partie du corps, ou bien erratique et sujet à des déplacemens, et alors danger qu'il ne se porte à l'intérieur. L'érysipèle peut éprouver des retours périodiques dans certaines saisons de l'année ; sa durée la plus ordinaire de sept à huit jours, et sa terminaison par une simple desquammation de la peau. Il se forme quelquefois à la surface de la peau, durant son cours, des phlyctènes qui contiennent une sérosité jaunâtre, et qui, par leur dessèchement, forment des croûtes plus ou moins durables. L'érysipèle phlegmoneux, celui qui succède à l'anasarque, à l'ictère ou à d'autres vices internes est plus alarmant, et peut même dégénérer en gangrène, et se rapprocher de la pustule maligne, comme j'en ai vu trois exemples dans les infirmeries des prisons de Bicêtre.

LXXVII. Dans l'hôpital des femmes en couche de Londres, on observa en 1788 un érysipèle qui attaquoit les nouveaux-nés ; il s'étendoit aux bras, aux cuisses, et quelquefois aux pieds ; d'autres fois il se portoit au cou, à la tête, au dos. Cette maladie, devenue générale, dégénéroit promptement en phthisie ou en gangrène ; remèdes les plus favorables dans cette circonstance, clystères avec une forte décoction de quinquina, répétés deux ou trois fois le jour.

LXXVIII. GENRE XXXV. *Petite-vérole.*

Elle se communique par contagion, mais le mouvement fébrile ne se développe que six ou sept jours après. Cette fièvre est de trois jours dans les petites-véroles régulières ; elle est marquée d'abord par des frissons, une chaleur plus ou moins vive, des douleurs du dos, de la tête et des membres ; sensibilité vive et douleur à la région épigastrique, nausées ou vomissement, somnolence, tendance à la sueur, quelquefois accès épileptiques : l'éruption se manifeste vers le troisième jour, par de petites taches rouges à la face, puis aux mains, aux bras et enfin au tronc, et les autres symptômes se calment ; les petits boutons qui ont pris la place des taches augmentent en grandeur et en nombre ; peu à peu ils deviennent plus élevés, et ils s'enflamment ; la face se tuméfie, et devient quelquefois monstrueuse ; dans certains cas, délire ou affection comateuse ; les yeux se ferment par la tuméfaction des paupières, quelquefois ophtalmie inflammatoire ou pustuleuse, salivation ou diarrhée, espèces variées d'angine, anxiétés, symptômes de péripneumonie ou de dyssenterie ; les petits boutons finissent par devenir autant de pustules en quatre ou cinq jours, et ces pustules se terminent par la dessiccation. On avoit regardé, en général, la fièvre secondaire et l'enflure qui surviennent dans le troisième temps de la petite-vérole, comme causées par la suppuration. Le docteur Hallé (*Histoire de la Société de Médecine* , ann. 1784 et 1785) s'est élevé contre ce préjugé, et il a fait voir que cette fièvre secondaire et l'enflure sont entièrement distinctes des suites de l'éruption, par leur nature, leur marche, leurs métastases, leurs accidens, et qu'on ne peut guère s'empêcher de les regarder l'une et l'autre comme concourant à une dépuration aussi essentielle que celle qui se fait par le moyen de l'éruption. La première dépuration se fait à la surface de la peau, et les boutons qui la constituent ont leur base dans le tissu muqueux ; la seconde se fait dans le tissu cellulaire, en distend les cellules, est accompagnée de mouvemens plus doux, et paroît se passer entièrement dans le système lymphatique. Les deux dépurations cessent d'être sensibles quand, d'une part, la desquammation est faite, et quand, de l'autre, l'enflure n'est plus remarquable.

LXXIX. GENRE XXXVI. *Rougeole.* Le période de la contagion marqué par des frissons et des alternatives de froid et de chaleur, soif, anorexie, langue blanche et humectée, somnolence, larmoïement avec tumeur ; ardeur, rougeur et prurit des paupières, enchifrènement, et quelquefois éternumens fréquens ; douleur au gosier, comme dans toutes les affections catharrales. Vers le troisième jour, éruption de pe-

tites taches rouges, d'abord au front et à la face,
ensuite à la poitrine et aux bras; d'ailleurs ces
taches augmentent en grandeur et en nombre,
et forment dans certains endroits des grappes.
Dans certains cas, elles ne s'élèvent pas au-dessus
du niveau de la peau, et, dans d'autres, quelques-unes forment de très-petits boutons, qui
finissent par des aspérités sensibles au toucher;
l'éruption terminée, les autres symptômes continuent, et souvent même la toux et la difficulté
de respirer augmentent. Les taches conservent
leur couleur rouge intense jusque vers le huitième jour, et ensuite elles s'effacent lentement;
car la desquammation n'a pas toujours lieu, mais
seulement lorsque les taches ont formé de petites
élévations au-dessus du niveau de la peau. Cette
maladie ne devient guère dangereuse que par
ses complications avec quelqu'une des fièvres
de l'Ordre IV ou V (Classe Ire).

LXXX. GENRE XXXVII. *Pustule maligne.*
Sa marche forme un de ses caractères distinctifs.
1°. Dans les premiers momens, ni chaleur, ni
rougeur, ni tension à la peau, mais seulement
démangeaison légère ou picotement plus ou
moins vif; séparation graduée d'une petite portion de l'épiderme, et formation d'une vésicule
séreuse qui s'accroît par degrés, et qui devient
brunâtre dans l'espace de vingt-quatre heures.
2°. Formation d'un tubercule dur et rénitent,

et, au centre, petite tumeur mobile de forme lenticulaire, d'une couleur plus ou moins livide : alors sentiment de chaleur et d'érosion, engorgement du tissu voisin, et formation autour de la tumeur d'une sorte d'aréole ou cercle plus ou moins large et saillant, d'une couleur tantôt pâle, tantôt rougeâtre ou livide, avec des phlyctènes remplies d'une sérosité roussâtre, pendant que le tubercule central devient brunâtre et dur. 5°. La marche de la tumeur est alors alarmante; escarre gangréneuse qui s'étend peu à peu ; l'aréole augmente, et s'élève en formant autour du tubercule primitif une autre tumeur compacte, gonflement érysipélateux aux environs, avec un sentiment de stupeur, de constriction et de pesanteur dans la partie. 4°. Les symptômes de ce dernier période annoncent une affection générale ; pouls petit, concentré, inégal, comme dans les fièvres de l'Ordre IV ; anxiétés, cardialgie, syncopes, diarrhée, sueurs colliquatives, le délire et une mort prompte. Si on n'est appelé qu'au second ou troisième période, on pratique des scarifications plus ou moins profondes dans la partie affectée, qu'on cautérise avec l'acide sulfurique ou muriatique, et sur laquelle on fait des fomentations aromatiques. Dans le quatrième période, appliquer les principes du traitement propre aux fièvres du plus mauvais caractère.

Hémorragies actives.

I. LA découverte de la circulation du sang, l'analogie de ce mouvement avec celui des fluides en général, et l'espoir d'une heureuse application des loix de l'hydro-dynamique à l'économie animale, pouvoient-ils manquer de donner l'éveil à des esprits actifs et nés pour les sciences? Peu d'objets aussi ont donné lieu à des recherches plus constantes, et plus souvent réitérées que le mouvement progressif du sang; expériences nombreuses faites sur les animaux, observations poursuivies avec acharnement et variées avec sagacité, applications spécieuses du calcul pour déterminer la vîtesse relative du sang, les obstacles divers que son cours peut éprouver, les loix de son décroissement dans les extrémités artérielles, &c. Stœhelin, Haller, Keil, Jurin, Michelot, Cole, Pitcairn, Sauvages, Robinson, se sont tour-à-tour exercés sur cette mécanique, avec d'autant plus d'ardeur et de zèle, que le titre de géomètre qu'on leur donnoit flattoit leur vanité, et sembloit leur assurer une sorte de prééminence que les autres médecins n'osoient leur contester. On eût dit que nulle partie de la médecine n'étoit plus avancée, et qu'on ne manquoit plus d'aucun moyen pour résoudre tous les problêmes relatifs aux hémorragies, comme un élève de l'école de Leyde en avoit donné l'espérance (1), et comme toutes les explications (2) scientifiques du battement des artères et de la théorie du pouls sembloient le promettre.

II. Caractère distinctif de l'école de Stahl, de dédaigner ces applications frivoles de la physique et ces notions étrangères aux loix de l'économie animale, de combiner profondément sa marche dans la doctrine des hémorragies, et de reprendre avec sévérité le fil de l'observation, presque abandonné sur ce point depuis Hippocrate (Aph. 28, 29, 30, sect. III). Stahl avoit vivement senti qu'en médecine, comme dans toute autre science, on se perd en fausses combinaisons et en divagations superflues, si on ne fixe d'abord fortement sa vue sur l'objet dont on s'occupe, et si on ne l'isole de toute autre considération, pour bien saisir ses traits distinctifs, ses divers rapports et ses dépendances. L'histoire exacte et complète des phénomènes des hémorragies, les circonstances

---

(1) *Meditationes Theoretico-practicæ de furore hemorroïdum internarum*, aut. *Arnoldo Gulich. Lugd. Batavorum*, ann. 1733.

(2) Haller, *Elém. physiol.* tom. XXI.

qui peuvent les faire naître, l'ordre des efforts combinés qui les annoncent ou les préparent, les troubles et les affections diverses que leurs anomalies peuvent produire, ont été pendant une longue suite d'années l'objet de ses recherches et de ses méditations les plus profondes; les principes de cette doctrine, établis d'abord dans diverses Dissertations (*De motu tonico vitali*) (*De mecanismo motus progressivi sanguinis*) (*De morbis œtatum*); les développemens donnés avec étendue dans son Traité de Médecine (*Theoria medica vera*), et dans deux petits Traités (*De motus hemorrhoïdalis et fluxus hemorrhoïdum diversitate bene distinguendá*),&c. J'omets de parler de ses disciples Alberti, Juncker, Carl, &c. qui ont suivi et quelquefois même exagéré cette même doctrine, regardée comme le fondement unique des maladies internes.

III. La disposition aux hémorragies ne tient point nécessairement à une constitution forte et athlétique; mais alors une vie calme et régulière, point d'exercices du corps immodérés, point d'excès dans les travaux du cabinet, ni des emportemens violens des passions. Une expérience constante apprend, au contraire, que les hémorragies les plus fréquentes et les plus copieuses sont le partage ordinaire des jeunes gens sains et agiles, mais doués d'une grande sensibilité, amis de la bonne chère, et disposés aux affections tristes ou à la colère ; c'est quelquefois une disposition héréditaire qui fait comme prédominer l'énergie du système vasculaire, ce qui augmente par l'usage intérieur des aromatiques, des boissons spiritueuses, par la respiration d'un air humide et chaud, par l'impression brusque du froid lorsqu'on est échauffé par un exercice violent. Apparences extérieures qui peuvent faire présager l'éruption prochaine de l'hémorragie : intumescence des vaisseaux artériels et veineux, non-seulement dans la partie qui en doit être le siége, mais encore sorte de constriction tonique dans des parties éloignées ; le sang paroît, il coule ordinairement sans trouble et sans excès, et il cesse de lui-même. L'hémorragie ne s'aggrave guère que par l'effet des causes morales ou par l'influence puissante de l'habitude. Lorsqu'elle est modérée, elle est loin de produire un état de débilité ; au contraire, le sentiment de stupeur et de pesanteur qui la précédoit se dissipe, la gaîté se rétablit, et souvent on prévient par-là d'autres maladies. Que de maux, au contraire, peuvent produire des efforts laborieux ou avortés qui préparent l'écoulement du sang ! congestions, douleurs, ardeurs, inflammations, spasmes, palpitations, mouvemens convulsifs, ou même fièvres dangereuses et opiniâtres.

IV. Hémorragies critiques ont leurs carac-

tères propres; souvent immodérées, si la fièvre
est violente. Veut-on frayer une route artificielle au sang par une saignée, par exemple,
des veines ranines? profusion énorme du sang,
et difficulté extrême d'en arrêter le cours. Qu'on
oppose à contretemps un obstacle à une hémorragie critique, ou qu'on la modère, elle cesse
d'être efficace, ou bien il succède pour le reste
de la vie un état de langueur, des dégoûts, des
inquiétudes, une fièvre hectique, un rhumatisme ou quelque dépôt sur un des membres;
tendance manifeste et fortement prononcée des
efforts critiques vers les parties supérieures,
gonflement des artères temporales, accroissement des douleurs de tête, vertiges, idées confuses, stupeur, frénésie, et dans les extrémités
inférieures, refroidissement, pâleur, constriction spasmodique. A cette sorte d'hémorragie
qui entre si bien dans l'ordre de la nature, on
peut en opposer d'autres qui marquent une aberration bizarre, une violation des loix générales
auxquelles elle est assujétie; le flux menstruel
en offre des exemples nombreux consignés dans
les Recueils d'observations. Qu'une circonstance particulière ait dirigé une fois l'effort hé-
morragique vers un endroit déterminé, cette
direction peut devenir comme habituelle; et
c'est ainsi qu'on a vu quelquefois le sang sortir
périodiquement par une des joues, par l'angle

interne de l'œil, par l'oreille, &c. et cette route insolite peut avoir été d'abord frayée par une contusion fortuite, une blessure, des tubercules variqueux, &c. sur-tout à l'époque ordinaire des menstrues.

V. Les incongruités de la nature peuvent s'étendre encore plus loin, et manifester même dans un âge avancé des évacuations sanguines qui ne semblent que le partage de la jeunesse ou réciproquement, ce qui vient presque toujours d'une disposition héréditaire, et non d'un traitement stimulant; et de-là une source féconde de maux les plus graves. Les observateurs ont noté des exemples de menstrues survenues durant l'enfance, et il existe maintenant un cas semblable aux infirmeries de la Salpêtrière. J'ai vu aussi cette année trois octogénaires qui éprouvoient un retour de menstruation durant une grande partie de chaque mois, et qui étoit sans douleur. Les hémorroïdes qui attaquent depuis la puberté jusqu'à l'âge de vingt ou vingt-quatre ans, finissent de bonne heure par la goutte, la sciatique, ou d'autres maladies chroniques qui deviennent funestes à la quarantième année, ou tout au plus avant la cinquantième. Que doit-on penser des hémorragies du nez qui surviennent dans un âge avancé, et qui remplacent d'autres hémorragies supprimées, et néanmoins plus convenables à cet âge ?

VI. Qu'on considère la marche régulière des hémorragies actives ou leurs diverses anomalies, ne faut-il point remonter à la force vitale des artères, comme au premier mobile de ces évacuations sanguines, admettre même des répartitions inégales, des directions diverses ou même des concentrations de cette force, suivant que le sang se porte avec impétuosité vers des parties déterminées ? Haller, d'après des expériences nombreuses, a refusé sans doute l'irritabilité aux artères ; mais ce que Stahl avoit si heureusement présumé en écrivant sur le mouvement tonique vital ou sur le mouvement progressif du sang, a été confirmé par des expériences postérieures à celles de Haller. Forsten-Verschuir (1) a vu avec évidence les contractions des artères excitées par l'irritation d'une pointe de fer. L'artère piquée se contractoit en divers endroits ; et si ces contractions étoient voisines, alors le diamètre paroissoit inégal, certaines parties étant serrées comme par des ligatures, et les parties intermédiaires un peu gonflées : en sorte qu'on touchoit au doigt ces nœuds et ces inégalités. Une autre Dissertation sur le même objet a été publiée à Strasbourg en 1786, par le docteur Chrétien Kramp (*De vi vitali arteriarum*).

---

(1) *De arteriarum et venarum vi irritabili, ejusque in vasis excessu et inde oriundá sanguinis directione abnormi. Grœningœ,* 1766.

VII. La doctrine de Stahl sur les hémorragies actives, cultivée et étendue par quelques
médecins de Montpellier ; et on connoît les vues
lumineuses que Bordeu a répandues sur le travail de la première menstruation (*Analyse mé-
dicinale du sang*) : « Il seroit curieux, ajoute-
» t-il, de voir les hydrauliciens appliquer à ces
» sortes de scènes, souvent très-douloureuses,
» leurs belles découvertes sur la pléthore, la di-
» latation des vaisseaux, leur position perpen-
» diculaire, le poids de la colonne du sang ».
Ailleurs (*Recherches sur le pouls*) il indique le
caractère de ce qu'il appelle pouls simple de la
matrice, et qu'il dit être beaucoup plus aisé à
reconnoître à la veille d'une première menstruation, parce que la révolution qui détermine cette
crise est accompagnée d'un mouvement de fièvre.
Le pouls nazal, le pouls des hémorroïdes, ont
aussi, suivant le même auteur, leurs caractères
propres ; et ne sont-ce point des preuves nouvelles de la force vitale des artères, et de sa puissante influence sur le mouvement progressif du
sang ? Rapprochement ingénieux fait par le célèbre Barthez (1), de plusieurs faits curieux qui
établissent la sympathie particulière qu'ont entr'eux les vaisseaux sanguins, au point de pouvoir produire dans des parties éloignées des dilatations anévrismatiques et des ruptures.

____

(1) *Nouveaux Elémens de la Science de l'homme.*

ORDRE PREMIER.

Hémorragies communes aux deux sexes et relatives aux périodes de l'âge.

VIII. Un goût pur, et les principes sains et lumineux de la médecine antique, sur-tout marqués dans les Aphorismes d'Hippocrate, où est tracée l'histoire des maladies relatives aux divers âges. Laissons les commentateurs se livrer à une admiration stérile, couvrir et obscurcir le texte grec de leurs savantes interprétations ; mais marchons sur les traces de Stahl, qui, sans s'asservir en esclave aux écrits du père de la médecine, a su se rendre son émule, vérifier et étendre ses principes par l'observation, et les rendre féconds en vérités nouvelles. Dans l'enfance, affections cutanées de la tête, travail de la dentition, inflammations légères des yeux ou des oreilles, aphtes, ulcérations dans l'intérieur de la bouche. Depuis la quatrième jusqu'à la septième année, douleurs de tête, ardeurs, catharres de la membrane pituitaire ; odontalgie, hémorragies du nez, sur-tout au moindre mouvement fébrile. Vers la puberté, disposition aux maux de gorge, aux gonflemens inflamma-

toires de quelqu'une des parties de l'arrière-
bouche, facilité de contracter des angines larin-
gées, fréquence des hémorragies du nez pour
des causes légères. Durant l'adolescence, la poitrine commence à être plus facilement affectée,
toux sèches ou humides, douleurs catharrales
autour des épaules, du cou, du thorax, palpitations du cœur. A mesure qu'on avance dans
l'âge viril, hémoptysies, soit par un vice héréditaire, soit par des écarts du régime, pleurésies, péripneumonies, consomption; et pour
ceux qui mènent une vie sédentaire, affections
hipocondriaques variées, hémorroïdes, douleurs
arthritiques. Cette dernière disposition augmente
par le progrès de l'âge. La scène varie encore
dans l'âge de décadence; car alors on est plus
exposé à des efforts ou efficaces ou avortés d'un
flux hémorroïdal, à des affections variées des
voies urinaires, à la péripneumonie nerveuse,
à l'apoplexie, à la paralysie. Je m'en tiens à l'histoire rigoureuse des faits observés, pour faire
sentir combien est contraire au bon goût la
vaine et frivole surcharge d'explications hypothétiques prodiguées par Cullen, dans ses
Recherches sur la cause prochaine des hémorragies.

IX. On ne peut méconnoître un ensemble
d'efforts combinés, un caractère fébrile, dans
l'ordre des symptômes qui annoncent et pré-

cèdent une hémorragie active. Ainsi, présages
de celle du nez : refroidissement, pâleur des
extrémités, rougeur et chaleur de la face, gonflement et distension des artères temporales, &c.
Est-on menacé d'une hémoptysie ? lassitudes spontanées, douleurs du dos et des lombes, tension
des hypocondres ; et avant l'éruption du sang,
horripilations, flatuosités, constriction de la
poitrine, douleur gravative au diaphragme,
anxiétés dans la région précordiale : le vomissement du sang précédé d'un sentiment général
de froid, d'une douleur sourde, d'une sorte de
tension et de pression dans les hypocondres, &c.
Que de symptômes peuvent faire présager l'éruption prochaine des hémorroïdes ! refroidissement des extrémités, douleur gravative et cons-
trictive vers l'os sacrum, flatuosités abdomi-
nales, resserrement spasmodique, &c. Dans ces
affections sympathiques des parties plus ou moins
éloignées du siége de l'hémorragie, dans cet enchaînement d'efforts simultanés ou successifs,
qui donnent des directions particulières à l'éruption du sang, ne faut-il point reconnoître une
distribution inégale, ou plutôt une sorte de concentration des forces toniques ou contractiles du
système vasculaire ? On trouve un caractère
bien différent dans ce qu'on appelle hémorragies passives, comme celles qui ont quelquefois
lieu dans le scorbut, les fièvres putrides ou

adynamiques, le squirre du foie, l'hydropisie, l'ictère, &c. hémorragies secondaires, et qui ne doivent nullement entrer dans la classification des maladies primitives.

X. Empire puissant de l'habitude sur le renouvellement des hémorragies, dans le même ordre et avec les mêmes circonstances qui les ont une fois produites. Leurs époques d'éruption parviennent à se fixer en gardant entr'elles certains intervalles constans ; et c'est ainsi qu'on voit des hémorragies devenir périodiques : leur retour annoncé par un sentiment de pression ou de tension, par des douleurs lancinantes vers la partie qui en doit être le siége. Les douleurs, les anxiétés cessent après l'éruption du sang, ou bien se continuent et s'exaspèrent si on trouble son cours par l'usage inconsidéré des astringens. Le soulagement et le bien-être qui accompagnent ordinairement cette excrétion sanguine, annoncent d'ailleurs combien elle est salutaire, ou du moins elle n'est guère nuisible que lorsque l'hémorragie est interne, et qu'elle ne peut se frayer aisément une route au-dehors. C'est ainsi qu'on doit peu craindre, en général, l'hémorragie du nez, les menstrues, les lochies, les hémorroïdes, et qu'on doit rarement les reléguer au rang des maladies ; mais il y a plus de danger dans l'hémoptysie, le vomissement du sang, l'hématurie.

XI. Déduire, avec Hoffman et Cullen, la

disposition prochaine aux hémorragies du nez,
de la distribution brusque des vaisseaux sanguins
en une infinité d'autres petits vaisseaux capillaires, seulement recouverts par la membrane
pituitaire, c'est donner trop d'extension à cette
disposition, puisque tous les hommes ont cette
structure physique. Toutes les circonstances
d'ailleurs de ces hémorragies n'indiquent-elles
point une direction particulière et une détermination des forces vitales dans cette portion du
système vasculaire ? C'est dans la Pathologie de
Stahl (*Theoria medica vera*) qu'on trouve l'histoire la plus complette et la plus exacte de ces
hémorragies, les circonstances qui les rendent
nuisibles, leurs causes les plus ordinaires, la
considération de celles qui sont critiques, de
celles qui sont spontanées ou habituelles, de
celles qu'on doit regarder comme des maladies, &c.
Stahl et ses sectateurs ont fait sur-tout noter
sous le nom de *phlegmatoragie*, une sorte d'excrétion muqueuse et blanche qui a lieu par le
nez, et qui indique un effort avorté ou tendance
incomplette de la nature, comme dans certains
cas d'hémorroïdes (1). Toutes les circonstances

---

(1) Bordeu, plein des grands principes de l'école Stahlienne,
rapporte un exemple frappant de cette sorte. « J'ai vu en-
» tr'autres, dit ce médecin habile, un jeune pubère tou-
» jours disposé à l'hémorragie du nez, laquelle ne venoit

d'une hémorragie critique se retracent dans
l'histoire particulière que Galien nous en a transmise. « Il ne faut point s'effrayer, dit cet antique
» observateur, de voir survenir durant une ma-
» ladie aiguë le délire avec des larmes involon-
» taires, s'il y a d'ailleurs d'autres signes d'une
» hémorragie du nez imminente, comme la ten-
» sion de la région précordiale, la rougeur de la
» face et des yeux, une respiration difficile, des
» illusions d'optique qui représentent des objets
» brillans, &c. ». C'est dans une semblable occasion que ce médecin se rendit à jamais célèbre
dans l'art du pronostic. Il fut appelé auprès d'un
jeune homme qui étoit au cinquième jour d'une
maladie aiguë, et qui offroit les symptômes que
je viens de rapporter. Le malade étoit dans un
délire violent; il s'efforçoit de se jeter hors du
lit, et croyoit voir un serpent rouge. Les autres
médecins insistoient sur la nécessité de la saignée; mais Galien, assuré de la tendance qu'af-
fectoit la nature, non-seulement annonça une

» jamais qu'incomplettement. Chaque mois, ou environ,
» l'hémorragie se montrant sans se compléter, il survenoit
» une grosseur, tantôt aux glandes du cou, tantôt à la peau,
» à la jambe, aux bras, et ces grosseurs, qui étoient de
» vraies concrétions lymphatiques, restoient de manière
» qu'on pouvoit calculer par leur nombre celui des hémor-
» ragies. Ce jeune homme est mort hydropique et complet-
» tement tuberculeux ». *Analyse du sang.*

hémorragie du nez prochaine, mais il ajouta même qu'elle auroit lieu par la narine droite, présage fondé sur une rougeur obscure qui s'étendoit de ce côté-là jusqu'à la joue. Peu après, le malade ayant porté la main au nez, comme pour se grater, le sang ruissela en abondance ; et quel triomphe pour Galien sur ses antagonistes !

XII. Comprendre sous le genre d'hémoptysie, comme l'a fait Sauvages, celle qui est symptomatique, et qui tient à des accidens particuliers, à une plaie, au sphacèle du poumon, à des sangsues arrêtées dans le conduit de l'œsophage, &c. c'est imiter les auteurs des Dictionnaires, qui font des collections immenses d'objets disparates à consulter ; mais on est bien loin d'une distribution méthodique, où les maladies soient classées avec goût et suivant leurs affinités. Et n'est-il point alors impossible de tracer avec précision les vrais caractères des genres ? Quelle confusion d'ailleurs n'entraîne point une pareille disposition nosologique, où on met des affections secondaires au rang des maladies primitives ! Je dois donc me borner à la considération de l'hémoptysie, qui tient à un état général de l'habitude du corps, comme de celle qui peut venir d'un dérangement du flux menstruel, d'une affection vive de l'ame, comme de la tristesse ou de la colère, d'une forte application à l'étude, de différens écarts du régime, comme d'un excès de veilles ou d'intempérance, d'un état pléthorique, de l'omission d'une saignée habituelle, &c. mais la disposition la plus prochaine à l'hémoptysie tient à une habitude de corps grêle, à un cou long, une poitrine resserrée et déprimée, un pouls fréquent, des palpitations du cœur qui se renouvellent par intervalles. Ceux qui sont nés de parens phthisiques, qui sont portés à la colère ou à des mouvemens d'impatience, ceux qui ont été pendant leur jeunesse sujets à des hémorragies du nez, sont aussi très-exposés à l'hémoptysie, depuis la vingt-cinquième année de l'âge jusqu'à la trente-cinquième, par le concours de quelque cause occasionnelle. Hoffman parle d'un jeune homme de vingt ans, sujet à une hémoptysie périodique au printemps et à l'automne, et guéri avec une certaine poudre anti-spasmodique de dent d'hippopotame, de licorne, d'yeux d'écrevisse, de pied d'élan, d'antimoine diaphorétique, de vers lombricaux terrestres réduits en poudre; le tout mêlé avec les pilules de cynoglosse. Il faut une crédulité bien confiante pour être convaincu de la vérité d'une pareille guérison, et pour pouvoir renouveler encore l'usage de cet assortiment bizarre et compliqué de substances inertes. Les diverses histoires d'hémoptysie que le même médecin rapporte, n'en méritent pas moins d'être consultées, et sont très-propres à donner une idée exacte du vrai caractère et des variétés de cette maladie.

XIII. La justice qu'on doit rendre à l'école de Stahl, sur la doctrine des hémorragies, ne doit point faire dissimuler que ses disciples ont donné une extension extrême à ses principes, en regardant toujours ces affections comme des efforts salutaires de la nature pour se débarrasser d'une surabondance de sang incommode. C'est ainsi que Juncker fait entrer cette intention directe du principe vital dans sa définition du vomissement du sang, tandis que ce vomissement, souvent le résultat des affections vives de l'ame, de la suppression du flux menstruel et hémorroïdal, &c. entraîne un grand danger quand il est extrême. La maladie noire (*morbus niger*) dont Hippocrate, Hoffman, Juncker, Lorry, &c. ont parlé, n'est-elle point une espèce de vomissement de sang ou d'hématemèse? Observations beaucoup plus précises sur cette maladie, insérées par le docteur Brieude, dans le Recueil de la société de Santé de Paris (*ventose an 5*); elle appartient plus à la vieillesse qu'aux autres époques de la vie, et peut-être n'y a-t-il point encore de signe clair et évident qui apprenne à distinguer dans cette maladie la crise salutaire de celle qui est mortelle. Un exemple particulier donnera une idée de sa marche. Un homme âgé de trente-six ans, et doué d'une extrême sensibilité, eut un chagrin très-vif; pour se distraire, il fut habiter la campagne, où il prit les bains et le petit-lait. En sortant du sixième bain, très-forte défaillance, et vomissement d'une quantité considérable d'un sang caillé, noir et fétide; les défaillances continuèrent les jours suivans, avec deux ou trois selles de même nature que le vomissement. Transporté à Paris, le docteur Brieude lui trouva le pouls à peine sensible, quoique fréquent; son visage étoit pâle et décomposé. Il fut mis à l'usage des boissons acides et mucilagineuses; par intervalles quelques cuillerées de vin d'Espagne, lavemens laxatifs. Il vomit encore quelquefois des matières noires; c'étoit du sang. Les selles devinrent vertes et jaunes dès le quatrième jour, ce qui est toujours d'un bon augure; purgatifs salins à plusieurs reprises : guérison le vingt-unième jour. Pendant six mois, il a vécu de végétaux farineux et mucilagineux; sa santé s'est parfaitement rétablie sans éprouver aucune rechute.

XIV. L'hématurie ou pissement de sang, maladie peu fréquente, mais dont les causes peuvent être la cessation de l'évacuation périodique par le progrès de l'âge, la rétropulsion de la gale sur un homme sujet aux hémorroïdes, une constitution pléthorique, la bonne chére et une vie trop sédentaire, l'équitation, l'usage des diurétiques âcres, la suppression des hémor-

roïdes, &c. Hoffman a presque suivi la méthode
analytique en traitant de cette maladie, puisque
toutes les vues générales qu'il en donne sont
fondées sur des histoires particulières qui lui
sont propres : aussi cet article est-il un des plus
lumineux de ses ouvrages. Stahl fait très-bien
remarquer que les lésions locales qui ont produit une fois l'hématurie, peuvent être la cause
du retour périodique qu'elle affecte dans la suite;
celle-ci cependant accompagnée de moins de
danger quand on la supprime que quand elle
est spontanée, sur-tout dans les vieillards. En
général, l'éruption de l'hématurie, qui n'est
point due à un accident, est précédée de spasmes
et de tension gravative aux lombes. Lui oppose-
t-on l'usage inconsidéré des astringens ? elle se
montre sous d'autres formes, est sujette à se
renouveler, ou même peut produire des affections spasmodiques diversifiées, l'hydropisie,
l'ulcération des reins, la phthisie.

XV. Pourquoi retrouve-t-on si souvent
dans l'histoire des écoles célèbres de médecine,
comme dans celle des médecins, des traces si
profondes de l'esprit de parti, de la haine ou de
l'envie qui divisent si souvent les hommes, et
qui font rejeter par les uns sans distinction ce
que les autres ne cessent d'admirer ou d'exagé-
rer sans mesure ? Stahl, avec cette sagacité et
cette profondeur de jugement qui lui étoient

propres, avoit senti toute la fécondité des principes des anciens sur le flux hémorroïdal, et ses disciples n'ont pas manqué d'en faire la base d'une doctrine presque exclusive et universelle de toutes les maladies chroniques. D'un autre côté, l'école de Leyde, séduite par ses théories brillantes et l'application spécieuse de la physique à la médecine, affecte un silence profond sur les principes de Stahl et de ses sectateurs, au point même que Van-Swieten ne fait aucune mention des écrits de ces derniers dans le catalogue des auteurs cités dans ses Commentaires des Aphorismes de Boerhaave. Dehaën, comme pour faire sa cour à Van-Swieten, a écrit une Dissertation d'ailleurs judicieuse sur les hémorroïdes (1). Il se livre d'abord à des considérations anatomiques et physiologiques sur leur formation ; il examine leurs causes, leur utilité, leurs effets nuisibles, &c. mais que doit-on penser de son affectation à ne regarder Stahl que comme chimiste habile, et à lui reprocher d'être entièrement livré à des spéculations vaines en médecine ?

XVI. Genre XXXVIII. *Hémorragie du nez*. Disposition à cette hémorragie : enfance, adolescence, constitution sanguine et pléthorique, repos et vie sédentaire, voracité, bonne

______

(1) *De Hemorroïdibus libellus*, tom. IV, *Aut. med.*

chère, refroidissement du tronc ou seulement des extrémités, exercice forcé du corps ou de l'esprit, sur-tout quand on n'en a point l'habitude ; usage interne des stimulans, comme des aromatiques, des spiritueux, du vin, des médicamens échauffans, &c. Cette hémorragie précédée ou accompagnée, quand elle est spontanée, d'un resserrement de la peau, et sur-tout des extrémités, détumescence des vaisseaux, horripilations, refroidissement, constipation, rétention de flatuosités, borborigmes, lassitudes des membres. J'ai remarqué ci-dessus ses symptômes et sa marche lorsqu'elle est critique. Dans tous les cas, si son cours est calme et modéré, il n'y a point d'inconvénient ; mais il succède un soulagement marqué et plus de gaîté, en faisant disparoître les douleurs gravatives de la tête et des membres. Mais si les efforts de la nature pour la produire avortent, alors il peut s'ensuivre des douleurs gravatives, un sentiment de tension, des ardeurs, rougeurs, inflammations, prurits, ulcérations, tumeurs, ou même des vertiges, des tintemens d'oreille, des lésions dans quelqu'une des fonctions des sens, un sentiment de douleur rhumatismale à la nuque ; quelquefois aussi des suffocations, des oppressions, l'hémoptysie et la phthisie.

XVII. GENRE XXXIX. *Hémoptysie.* L'habitude des hémorragies du nez qui s'est soutenue

avant la puberté et durant l'adolescence, et qui
vient à être supprimée, dispose sur-tout à l'hémoptysie, depuis la vingtième année de l'âge jusqu'à la trente-cinquième. Causes externes qui
peuvent concourir à la produire : une commotion de la poitrine par une chute, des cris immodérés, la déclamation, des efforts extrêmes en
retenant l'haleine, une affection morale très-
vive, comme la colère ou une tristesse profonde, une forte application à l'étude, des excès
de veille ou d'intempérance, &c. Ses symptômes
préliminaires sont un refroidissement des extrémités, et sur-tout des pieds, des horripilations,
la détumescence des veines des mains, borborigmes dans le bas-ventre, la constipation, une
douleur gravative dans la poitrine, avec une
difficulté de respirer; il succède ensuite un sentiment de titillation dans l'arrière-bouche, et un
certain prurit suivant le trajet de la trachée-
artère : enfin, comme par un mouvement ondu-
latoire, et à l'aide d'une toux légère, il sort par
expectoration un sang fleuri et écumeux. Quelquefois aussi l'hémoptysie paroît avoir son siége
plus profond dans la distribution des bronches,
et elle est précédée d'une douleur exquise dans
l'hypocondre gauche. Stahl et Hoffman donnent
sans doute des idées très-exactes de l'hémoptysie;
mais comme elle peut devenir une disposition à
la phthisie, les vrais principes du traitement sur

l'emploi de la saignée , des boissons émulsionnées et mucilagineuses, &c. doivent être re-
cueillis dans les ouvrages récens de Reid, de
Portal (1), de Baumes, sur cette dernière maladie.

XVIII. Genre XL. *Hématemèse ou vomissement du sang.* Parmi les histoires particulières
du vomissement du sang, rapportées par Hoffman, quelques-unes portent le caractère de la
maladie noire; les autres tiennent à des anomalies de l'évacuation sexuelle, soit à sa première
éruption, soit par sa suppression brusque ou sa
diminution graduée : aussi les caractères de ce
genre ne peuvent être bien saisis et bien développés qu'à l'aide des principes qui seront exposés dans l'Ordre suivant. Les personnes qui ont
contracté l'habitude des vomissemens du sang
sont sujettes en tout temps à des contractions
spasmodiques dans la région précordiale, soit
par l'exercice du corps, quelques excès d'intempérance ou des affections morales très-vives,
sur-tout vers l'époque ordinaire de cette évacuation sanguine. Il survient d'abord des nausées, puis des vomissemens décidés, et on rejette
un sang pur et très-copieux ; s'il est extrême,
et qu'on fasse un usage inconsidéré des astrin-

____

(1) *Observations sur la nature et sur le traitement de la
Phthisie pulmonaire. Paris,* 1792.

gens , on peut en contracter la maladie noire ,
l'hydropisie , l'hypocondrie , l'hystérie , une
fièvre hectique. La prudence demande de se borner dans le traitement à l'emploi des moyens
généraux pris de l'hygienne, et au rétablissement du cours régulier des menstrues ou du
flux hémorroïdal, dont la suppression ou la diminution en peut être la cause primitive.

XIX. GENRE XLI. *Hématurie , ou Hémorragie par les voies urinaires.* Elle peut tirer son
origine d'un vice des reins ou de la vessie. Le
sang sort-il pur en abondance et sans douleur?
on doit présumer qu'il vient des reins. A-t-il
une couleur noirâtre, avec mélange ou non de
matière purulente, sur-tout si l'écoulement est
avec douleur et un sentiment d'ardeur au pubis?
est-il mêlé avec l'urine , ou bien succède-t-il à
cette excrétion ? on doit le regarder comme un
signe d'une lésion ou d'une ulcération de la
vessie ; les reins doués de peu de sensibilité; au
lieu que lorsque le sang se fait jour à travers
les tuniques très-sensibles de la vessie, il peut
en naître les douleurs les plus cruelles, et s'ensuivre des symptômes très-graves, comme des
syncopes , une respiration difficile, un pouls
obscur, petit et fréquent ; quelquefois des nausées , des anxiétés, des sueurs froides. S'il paroît
simplement une teinte sanguinolente aux urines,
et qu'il s'y joigne une douleur aiguë dans la ré-

gion des lombes, que l'excrétion de l'urine soit
difficile et avec un sédiment calculeux, on ne
peut guère douter qu'un calcul volumineux ou
parsemé d'aspérités, ne soit engagé dans l'un
ou l'autre des uretères. Les autres signes de la
présence d'un calcul dans la vessie, ne permettent guère de se tromper sur la vraie cause
d'une autre sorte d'écoulement par les voies
urinaires. Celui qui vient des vaisseaux disséminés dans le sphincter de la vessie, a aussi ses
signes propres, et on doit admirer l'exactitude
de Cœlius-Aurelianus, qui les a fait remarquer
à une époque où l'anatomie humaine étoit encore dans l'enfance.

XX. GENRE XLII. *Flux hémorroïdal excessif.*
Ses causes, soit générales, soit locales, sont
très-multipliées, suivant le recensement qu'en
fait Dehaën (*Ratio med.* tom. IV). Les plus ordinaires sont l'embonpoint, la distension générale
des veines, la bonne chère, une vie sédentaire,
une disposition héréditaire, l'usage trop répété
des purgatifs âcres, des affections tristes, l'exercice prolongé de l'équitation, &c. *Symptómes
qui précédent.* Légères horripilations, avec un
resserrement spasmodique de l'extérieur du
corps, douleur gravative du dos et des lombes;
quelquefois engourdissement des extrémités inférieures, pouls dur et serré, sécheresse de l'intérieur de la bouche, urines peu abondantes et

décolorées, débilité de l'estomac, flatuosités dans
les intestins, fréquentes envies d'uriner et d'aller
à la selle, sentiment d'une sorte de pression depuis l'anus jusqu'au périnée, quelquefois avec
écoulement d'une mucosité blanche; en général,
grandes variétés, soit pour la quantité du sang
qui s'écoule, soit pour la durée de l'écoulement.
Dangers de cette évacuation portée à l'excès :
chute des forces, marasme, pesanteur des cuisses,
sommeil laborieux, sentiment de pression dans
la région précordiale, gonflement du ventre,
avec des borborigmes, pouls foible. Si cette évacuation continue d'être immodérée, enflure des
pieds, de la face et des yeux, couleur de la face
livide et plombée, respiration gênée, hydropisie, fièvre lente, dépérissement; présage encore
plus funeste, si le foie ou la rate sont tuméfiés,
s'il y a constipation, cachexie commençante,
hydropisie.

XXI. Alberti, un des disciples de Stahl, a
composé un gros volume sur les hémorroïdes;
et il existe d'ailleurs une foule d'autres écrits
sur le même objet, publiés par l'école Stahlienne,
sous forme de dissertations. Quelques-unes, sans
doute, portent un peu le caractère d'une prévention exagérée, comme celle où l'on établit
une sorte de similitude entre les hémorroïdes et
l'évacuation périodique des femmes, celle où
l'on fait voir une correspondance soutenue entre

les hémorroïdes et les maladies de la rate, le
scorbut, les affections de la tête et de la poitrine, le calcul et la goutte, &c. Car si on n'est
sur ses gardes en médecine, il suffit qu'on ait
approfondi une maladie, pour qu'on pense toujours en retrouver des traces dans d'autres maladies qui lui sont étrangères. Mais peut-on refuser un caractère de sagesse et de modération
à d'autres dissertations sorties aussi de l'école
de Stahl ? Telle est celle qui a pour titre *De
Hemorrhoïdariorum prudenti therapiá per aci-
dulas et thermas* ; telle est encore celle qui trace
les règles du régime et de la diète aux personnes
sujettes aux hémorroïdes (*De Hemorrhoïdariorum regimine et dietá*). L'auteur de cette dernière, qui sait joindre les préceptes de la philosophie à ceûx de la médecine, et citer tour-à-
tour Hippocrate et Sénèque, remarque judicieusement qu'en évitant les excès de l'intempérance, les écarts des passions insensées , et
l'inactivité d'une vie sédentaire et plongée dans
la mollesse, les personnes sujettes aux hémorroïdes échappent bien plus sûrement au danger,
et peuvent bien mieux parvenir à une guérison
solide, que par une vaine profusion de moyens
pris de la Pharmacie.

ORDRE II.

Hémorragies utérines.

XXII. IL est difficile de peindre avec des couleurs plus vives et plus animées que l'a fait l'auteur du *Systéme physique et moral de la Femme*
(Roussel), le tableau de la révolution qu'éprouvent les personnes du sexe à l'époque de la puberté. « Dans cette seconde époque où la nature
» travaille à mettre la femme en état de se repro-
» duire, et à donner aux organes qui doivent
» servir à cette œuvre importante le degré de
» perfection qu'elle exige, son corps éprouve
» une secousse générale qui va frapper avec une
» force particulière les deux parties opposées
» par leur siége, et différentes par leurs fonc-
» tions, dont l'une est l'instrument immédiat de
» l'ouvrage de la génération, et l'autre le nour-
» rit, l'augmente et le fortifie : alors toute la
» masse cellulaire s'ébranle aussi et se modifie;
» elle s'arrange autour de ces deux parties, qu'elle
» rend plus saillantes, comme autour de deux
» centres d'où elle envoie des productions aux
» différens organes qui leur sont soumis. Les
» productions qui partent du centre supérieur,

» après avoir arrondi le cou et lié .es traits du
» visage, vont se perdre agréablement vers les
» épaules, et se prolonger vers les bras pour leur
» donner ces contours fins, déliés et moelleux
» qui se continuent jusqu'aux extrémités des
» mains. Les productions qui partent de l'autre
» centre vont modifier à-peu-près de la même
» manière toutes les parties inférieures. Le prin-
» cipe actif ou la force intérieure qui opère ce
» développement, imprime en même temps aux
» humeurs un mouvement de raréfaction qui
» donne à toutes les parties, de la consistance, de
» la chaleur, du coloris. Tout s'anime alors dans
» la femme; les yeux auparavant muets acquièrent
» de l'éclat et de l'expression : tout ce que les
» graces légères et naïves ont de piquant, tout
» ce que la jeunesse a de fraîcheur, brille dans
» sa personne...... ». Ailleurs le même auteur
ajoute : « Dans la constitution actuelle de l'es-
» pèce humaine, la femme est sujette à un écou-
» lement de sang qui revient exactement chaque
» mois, et dont les retours périodiques sont de-
» puis la puberté, c'est-à-dire, l'âge de quatorze
» à quinze ans jusqu'à celui de quarante-cinq à
» cinquante, une fonction caractéristique et né-
» cessaire au sexe, à laquelle toutes les autres
» fonctions semblent subordonnées. Pendant cet
» intervalle de la vie, cet écoulement est dans
» la femme le signe et, pour ainsi dire, la mesure

» de la santé. Sans lui, la beauté ne naît point
» ou s'efface, l'ordre des mouvemens vitaux
» s'altère, l'ame tombe dans la langueur et le
» corps dans le dépérissement ».

XXIII. Précocité de l'éruption des menstrues,
même en Europe, quelquefois à la neuvième,
dixième ou onzième année. Dans les régions de
l'Asie, il n'est pas rare de voir de jeunes personnes de huit ans s'engager dans le mariage,
et devenir mères à la neuvième année. En général cependant en Europe les menstrues commencent lorsque le corps a pris la plus grande
partie de son accroissement ; en *Suisse*, c'est
vers la douzième ou treizème année, comme le
remarque Haller. Cette loi même de la menstruation ne s'étend pas toujours jusqu'à la vieillesse,
et j'ai quelquefois occasion de vérifier à la Salpêtrière ce que dit Haller d'un écoulement blanc
par l'utérus, et de la cessation de la fécondité
vers la trente-sixième année. Après la quarantième, plutôt ou plus tard, l'ordre périodique
des menstrues est troublé ; en sorte qu'avant la
cinquantième année, des hémorragies excessives
surviennent après de longs intervalles ; et enfin
vers cette même année, les menstrues et la fécondité cessent sans que la santé en reçoive
aucune atteinte notable. Les personnes qui sont
plutôt nubiles cessent aussi plutôt d'être fécondes. La menstruation peut aussi, par une

sorte d'anomalie, se prolonger au-delà de la cin-
quante-deuxième, de la cinquante-quatrième,
soixantième année de l'âge ; on en trouve même
des exemples dans différens auteurs, depuis cette
époque de la vie jusqu'à la centième ou même cent
sixième année : mais il est alors à craindre qu'une
évacuation aussi tardive ne tienne à un vice de
la matrice. La plupart des modernes ont dérivé
le sang menstruel des artères , quoique la dé-
monstration n'en soit point facile : mais comme
le gonflement des veines hémorroïdales, lors de
l'évacuation sexuelle, est beaucoup plus manifeste que celle des veines de l'utérus ; comme cet
écoulement du sang menstruel se fait le plus souvent sans trouble, et qu'il a beaucoup de choses
communes avec la transpiration intestinale, et
qu'il en est de même des injections artificielles ;
comme il est plus facile de concevoir une congestion du sang dans les artères que dans les
veines, il paroît que le sang menstruel s'écoule
plutôt par les artères , et celui des lochies par
les veines. Plusieurs faits indiqués par Haller
(*Elém. physiol.* tom. VII) font présumer que,
quoique le sang menstruel puisse quelquefois
sortir par les parois du vagin , cependant le siége
principal de cette évacuation paroît être la surface interne de la matrice.

XXIV. Une idée exacte de la ménorrhagie
doit en partie résulter de la comparaison de la

quantité de sang menstruel dans l'état de maladie et dans l'état de santé ; mais on est loin de
pouvoir partir d'un terme fixe, à cause des variétés qu'on observe dans l'évacuation périodique. Dans l'ancienne Grèce, le sang évacué à
chaque période étoit d'un poids équivalent à
vingt onces, suivant Hippocrate. Freind porte
au même poids le sang de la menstruation en
Angleterre. Fitz-Gerald ne l'évalue qu'à quatorze ou quinze onces pour l'Espagne. Gorter
prétend qu'il ne s'élève pas au-delà de six onces
en Hollande. Haller fait une distinction bien
fondée entre les femmes des campagnes et des
villes en Allemagne ; le sang menstruel, à chaque période, n'est guère porté au-delà d'une
once pour les premières, et de six ou huit onces
pour les dernières. Astruc fait balancer cette
quantité entre huit et seize onces pour la France.
Hunter se rapproche bien plus d'une juste éva-
luation, en faisant voir combien est variée la
menstruation en Angleterre, suivant la constitution du corps. Il a remarqué qu'elle étoit tantôt de six, tantôt de huit onces, d'autres fois
d'une once ou de quatre onces ; il parle d'une
femme qui, pendant tout le cours de sa vie, ne
perdoit que deux onces de sang en deux jours
de temps, en éprouvant des douleurs très-vio-
lentes, tandis qu'une autre en perdoit depuis
vingt jusqu'à trente dans l'espace de six jours,

sans éprouver aucune douleur pendant ce période de la menstruation. En général, dans toutes les régions de la terre, ne voit-on point des différences très-marquées à cet égard, suivant la constitution du corps, une vie active ou sédentaire, et une foule d'autres causes physiques ou morales.

XXV. La première éruption des menstrues est assez constamment précédée d'un écoulement séreux. Les signes de la rétention du sang dans les vaisseaux hypogastriques, sont plus ou moins une douleur dans les lombes et le bassin, un sentiment de lassitude dans les jambes : le travail et les efforts laborieux de l'éruption, annoncés par des rougeurs, des douleurs de tête, des efflorescences cutanées, sur-tout à la face. Ces symptômes disparoissent d'abord, mais reviennent plutôt ou plus tard avec une nouvelle intensité, quelquefois avec des douleurs de colique, un pouls plus fort et plus fréquent, ou même dicrote (1); il s'écoule en même temps par la vulve une sérosité teinte de sang, ensuite du sang pur avec un cours plus ou moins rapide : variétés dans la durée de cet écoulement; il est quelquefois de sept à huit jours, mais seulement de trois ou de quatre jours lorsque le cours en est plus

----

(1) *Recherches sur le Pouls par rapport aux crises*, par Bordeu.

S

rapide. Pendant que le sang coule, la douleur se calme, ainsi que la tension spasmodique et la congestion de l'utérus ; les vaisseaux se resserrent, le sang s'arrête, et il succède une sorte de sérosité, avec des signes manifestes de débilité, des yeux caves et environnés d'un cercle livide. Dans une jeune personne délicate, la première menstruation est souvent suivie d'un intervalle de quelques mois ; et peu à peu s'établit le période menstruel, composé de sept à huit jours d'écoulement sanguin, et de vingt-deux ou vingt-trois jours d'intervalle. Tel est le cours ordinaire de la nature pour les personnes saines, sobres, et qui évitent tout excès, soit dans l'exercice du corps, soit dans les affections morales ; mais des écarts du régime et l'oubli de ses devoirs peuvent hâter ou retarder le retour de l'évacuation périodique. Les femmes livrées à la volupté et à la bonne chère, éprouvent le renouvellement des menstrues à chaque quinzaine. Des symptômes semblables aux précédens, des douleurs des lombes, des coliques quelquefois intolérables, annoncent la nouvelle congestion sanguine, et se dissipent avec elle.

XXVI. Les affections qui suivent la suppression des menstrues, peuvent être très-variées ; ce sont quelquefois la perte de l'appétit, la chlorose ou pâles couleurs, des gonflemens œdémateux ; d'autres fois l'hystérie, les convulsions, l'épilepsie, ou bien par une sorte de congestion du sang vers la tête, la céphalalgie, l'odontalgie, la perte de la vue vers l'époque menstruelle, la surdité. Il peut résulter de la même cause un sentiment de réplétion du poumon, des douleurs de poitrine, des ardeurs, un crachement de sang, ou même la phthisie, si peu susceptible de guérison, quand elle tient à une suppression des menstrues ; car celles-ci ne peuvent être rétablies par des remèdes rafraîchissans ; et, d'un autre côté, la fièvre ne peut être supprimée par des médicamens propres à rappeler l'évacuation périodique. La même suppression peut produire dans l'abdomen des douleurs de colique, des tensions, des crampes, et autres affections propres aux femmes grosses à l'époque ordinaire de leurs menstrues.

XXVII. On peut lire dans la Physiologie de Haller (tom. VII) la longue énumération des différentes voies que peut prendre l'écoulement menstruel par une sorte d'aberration singulière et plus ou moins dangereuse ; c'est quelquefois par la suture sagittale, par le grand angle de l'œil, les narines, les oreilles, les mâchoires, les gencives, les alvéoles des dents, le palais, le conduit de la salive : les poumons deviennent le plus souvent le siége de cette déviation, certaines fois les mamelles. Autre direction affectée par la nature vers l'abdomen, et marquée

par les vomissemens du sang ou par le flux hémorroïdal. Les voies urinaires ou l'ombilic ont
donné aussi quelquefois lieu à un écoulement
sanguin en remplacement de celui des menstrues. Différentes parties des tégumens ont été
aussi le siége de ces écarts de la nature par une
sorte d'exsudation, au sommet de la tête, aux
lèvres, aux genoux, aux pores des mains, aux
carpes, aux doigts, ou bien par des tumeurs au
dos ou à l'aine. Des blessures antérieures dans
différentes parties, des scarifications, des ulcères, ont ouvert aussi certaines fois une sorte
de route supplémentaire à l'évacuation menstruelle ; il en a été de même de certaines veines
qui se sont ouvertes d'elles-mêmes, ou qui se
sont distendues en formant des tumeurs vari-
queuses. On doit remarquer enfin que le sang
menstruel dévié a affecté dans certains cas plusieurs routes à la fois, la bouche, les oreilles,
les narines ; par exemple, les oreilles, l'ombilic, le pouce, ou bien les narines et les voies
urinaires. On a vu le même sang sortir à la fois
par les oreilles, les extrémités des doigts de la
main et du pied, l'ombilic, l'angle de l'œil, &c.
certaines fois cet écoulement s'est établi dans différentes parties par une sorte d'alternative (1).

––––––––––––

(1) La considération des hémorragies utérines n'embrasse
pas seulement les anomalies du flux menstruel, indépen-

XXVIII. Si on demande, dit Haller, pourquoi l'évacuation sexuelle, dans son cours ordinaire, correspond plus particulièrement à la révolution du mois solaire, et pourquoi son siége est dans la matrice, on n'est pas plus forcé de répondre à cette question qu'à celle qui seroit relative à la durée de la grossesse pendant neuf mois, tandis que cette durée est différente pour d'autres animaux; par exemple, la jument et la brebis. Doit-on demander en histoire naturelle la raison pour laquelle quelques plantes fleurissent en avril, d'autres au mois de mai ou de juin? Sait-on pourquoi les cerises mûrissent environ quarante jours après leur floraison, les pommes au quatrième mois, et les châtaignes au cinquième? Ne doit-on pas suivre la même marche en médecine, et se borner à l'histoire rigoureuse des faits observés, sans perdre le temps dans des explications frivoles et versatiles : c'est en voulant tout expliquer qu'on a encombré la méde-

---

dantes de l'acte de la reproduction, elle doit encore s'étendre aux hémorragies que peuvent entraîner l'état de grossesse et les couches; mais comme ce sont des accidens secondaires, dont la connoissance est liée à l'histoire de l'accouchement, et qu'elles ne sont nullement précédées de cet appareil de mouvemens fébriles qui annoncent les hémorragies actives, elles sont entièrement du ressort de la chirurgie. C'est par la même raison que je ne parle point de celles qui tiennent à des accidens, ou qui sont purement symptomatiques.

cine de théories vaines et d'hypothèses, et qu'on s'est écarté sans cesse de la vraie route de l'observation et de l'expérience.

XXIX. Frank, dans ses Observations cliniques (*Ratio instituti clinici*, &c. 1797), parle du traitement de la ménorrhée, et rapporte qu'il s'est demandé d'abord à lui-même si cette maladie étoit universelle ou locale, et qu'il a recherché dans le premier cas si elle tenoit à une diathèse sthénique ou asthénique. Il rappelle aussi la division de la ménorrhée en active ou passive, que Cullen a admise, et qu'il croit être très-nécessaire dans l'exercice de la médecine ; il regarde cependant en général les hémorragies actives comme très-rares, et il rapporte l'écoulement chronique du sang de l'utérus à un état manifeste de débilité, annoncé par l'anorexie, la difficulté de la digestion, un pouls petit et la nature des circonstances qui ont précédé, comme dans quelques cas une habitation humide, la disette, des passions tristes, le défaut des boissons spiritueuses. Lorsque l'action des causes stimulantes a été suivie de la ménorrhée, il pense que cet effet doit être attribué à un état de débilité indirecte, et qu'en général ce qu'on appelle pléthore ou surabondance des forces vitales produit rarement une hémorragie. L'auteur n'a-t-il point été un peu trop précipité dans son jugement, sur-tout s'il ne se fonde que sur

cinq cas particuliers de ménorrhée, qu'il dit
avoir observés dans son hôpital clinique, et
dont deux seulement ont été guéris? Avec quelle
circonspection ne faut-il point se conduire pour
éviter d'établir des propositions trop générales!
L'exercice de la médecine dans un hospice de
femmes, le plus nombreux qu'il y ait peut-être
en Europe, me donne souvent l'occasion d'observer la ménorrhée sous ses différentes formes;
j'en ai recueilli un grand nombre d'observations
particulières, et je suis bien loin de prendre encore un ton aussi décisif que le médecin de l'hospice de Pavie, qui a toujours pour but principal de faire plier la marche de la nature aux
dogmes de la médecine de Brown. J'attends encore des lumières d'un rassemblement plus nombreux de faits; mais je n'en suis pas moins porté
à reconnoître que plusieurs cas de ménorrhée
tiennent visiblement à une certaine surabondance des forces de la vie, sans cependant donner dans l'abus des saignées que le docteur Frank
reproche avec tant de raison aux partisans ou-
trés de la pléthore. Comment, en effet, une
femme qui est déjà affoiblie par une évacuation
sanguine abondante pourroit-elle encore supporter impunément des saignées copieuses? Et
ne vaut-il pas mieux se borner aux préceptes
simples et naturels de la diététique? On peut
avoir mis en usage à Pavie l'opium, le musc,

le quinquina, les oxides de fer, &c. parce que rien n'empêche qu'on ne prescrive souvent en médecine des remèdes superflus. Mais quand on veut se rendre à soi-même un compte sévère de la marche des maladies, on se garde de la compliquer par l'emploi vain des médicamens, lorsque l'expérience et l'observation n'ont point attesté leur nécessité absolue. Le docteur Frank passe sous silence les histoires particulières des cinq ménorrhées qu'il dit avoir observées ; mais quelle lumière peut-on tirer d'un traitement général, lorsque le caractère de la maladie n'a point été fixé avec précision et avec exactitude ?

XXX. GENRE XLIII. *Excès, défaut, retard ou déviation des menstrues.* 1°. L'excès d'évacuation périodique marqué par un état de débilité et de langueur qui l'accompagne ou qui lui succède ; il peut venir d'une constitution pléthorique ou d'une affection locale de la matrice contractée par des accidens de l'accouchement, ou par de fausses couches. Les femmes mariées, ainsi que les célibataires, sont sujettes à la ménorrhagie par des causes occasionnelles durant le période des menstrues, par des emportemens violens, des desirs effrénés pour les plaisirs de l'amour, un exercice du corps immodéré, la danse, des efforts pour soulever des poids, l'abus des aromates, des spiritueux ou des emmenagogues. L'empire de l'habitude peut rendre encore plus énergiques ces tendances spasmodiques au retour ordinaire des périodes ; l'excès peut tenir, soit à la quantité du sang évacué chaque mois pendant certains jours, soit au rapprochement des périodes et à la diminution de leurs intervalles. Si l'habitude de l'écoulement excessif s'invétère de plus en plus, il peut en résulter des inconvéniens, soit durant la grossesse, soit lors de l'accouchement. Sauvages distingue, avec raison, la ménorrhagie aiguë de celle qui est chronique ; mais à quoi tient cette stérile profusion d'épithèmes qu'il propose ? On peut faire bien plus souvent un usage heureux des boissons acidulées ou émulsionnées.

2°. Le défaut des menstrues bien plus fréquent et plus dangereux que l'excès. Cet écoulement se supprime souvent par une terreur inopinée durant le période ordinaire, ou bien il diminue beaucoup par des chagrins profonds, l'abus des fruits de la saison, des farineux, des substances fermentescibles, l'impression du froid, comme lorsque les femmes plongent alors leurs pieds ou leurs mains dans l'eau froide. Ce même défaut peut tenir à une sorte d'inertie dans la circulation, ou bien à une saignée faite imprudemment dans une partie éloignée, comme au bras durant la menstruation ou à son approche ; il peut aussi consister, soit dans une suppression complète, un retard ou une diminution successive de l'évacuation sexuelle, qui cependant manifeste en même temps sa tendance ordinaire par des efforts qui avortent. La suppression des menstrues plus dangereuse pour la jeunesse que dans tout autre âge ; elle peut alors produire des affections variées de la poitrine, des viscères abdominaux ou des glandes, et entretenir des vices de l'appétit, de la digestion, des sécrétions, l'ictère, la fièvre quarte, la fièvre hectique, le dépérissement, l'hydropisie. Dans tout autre période de l'âge, il peut s'ensuivre des affections spasmodiques, hypocondriaques, histériques, goutteuses, ou même des congestions à la tête, à la poitrine, à l'estomac, et entretenir des toux catharrales, l'asthme, un vomissement habituel. Combien les principes du traitement ne doivent-ils point s'adapter à la nature particulière de la cause occasionnelle, à la constitution du corps, à l'état de torpeur et d'inertie ? &c. tantôt exciter la nature languissante par des stimulans, tantôt la ramener dans ses voies naturelles, par des injections vaginales, des pédiluves ou des frictions, le plus souvent s'en tenir à l'application des préceptes de l'hygienne ?

3°. La première éruption des menstrues retardée quelquefois jusqu'à la seizième, dix-huitième ou vingtième année de l'âge, soit par une constitution phlegmatique ou muqueuse, soit par des maladies précédentes, un long épuisement des forces ou des chagrins profonds. L'expérience apprend que l'usage inconsidéré des emmena- gogues, au lieu de provoquer alors les mens- trues, ne fait que produire d'autres maux plus graves, perpétuer le retard ou même produire une suppression indéfinie. De-là viennent dans des constitutions irritables, des congestions, avec des resserremens spasmodiques, des anxiétés, des fièvres lentes, des céphalalgies, la phthisie ou même des mouvemens convulsifs ; et pour des personnes phlegmatiques, la cachexie, la chlorose, des douleurs gravatives, des tumeurs œdémateuses. On peut d'ailleurs citer très-peu d'exemples des personnes exemptes du flux menstruel, qui n'aient été avant la puberté dans un état valétudinaire, ou sujettes à d'autres évacuations sanguines, comme à des hémorra- gies du nez très-copieuses, ou qui du moins dans l'adolescence ou l'âge adulte ne viennent à éprouver les autres maladies qui tiennent aux anomalies des menstrues.

4°. J'ai déjà remarqué ci-dessus les voies inso- lites qu'affecte quelquefois l'évacuation mens- truelle, lorsqu'elle ne peut avoir son libre cours selon l'ordre de la nature. Les vomissemens de sang ou les hémorroïdes sont cependant les deux déviations les plus ordinaires, suivant que la direction est vers les parties supérieures ou in- férieures. Dans le premier cas, constrictions

spasmodiques des intestins, anxiétés dans la région précordiale, tension, pression, cardialgie
avec un sentiment de suffocation; viennent ensuite des nausées et un vomissement d'un sang
pur. Si, au contraire, les mouvemens de la nature se dirigent vers les hémorroïdes, tranchées,
spasmes dans l'intérieur de l'abdomen, avec rémission, si les malades restent assises et cour-
bées en devant; mais avec des exaspérations
cruelles, si elles se lèvent et qu'elles distendent
ces parties. Pendant la jeunesse l'écoulement
cherche à se faire jour par les parties supérieures, comme la tête, les narines, la poitrine;
et de-là, des douleurs de tête, des yeux, des
oreilles, des dents, du cou, ou bien des affections catharrales ou muqueuses variées. A mesure que les femmes avancent dans l'âge adulte,
la direction vicieuse de la menstruation affecte
la poitrine; de-là, la difficulté de la respiration,
la tension de la région précordiale ou même des
hypocondres; de-là, des attaques d'asthme, des
toux sèches, un resserrement entrecoupé de
soupirs, et quelquefois une hémoptysie périodique; éviter alors toute cure palliative par les
astringens, les préparations d'opium, ou des
moyens répressifs; mais insister sur tous les
moyens propres à rétablir le cours ordinaire
de la nature, par des pédiluves sur-tout, des
injections relâchantes dans le vagin, un exer-

cice modéré et toutes les ressources de l'hy-
giènne.

XXXI. Genre XLIV. *Cessation du période
menstruel*. Les affections qui peuvent venir
de cette source sont si multipliées, offrent tant
de variétés, et demandent tant de lumières et
de prudence pour bien diriger le traitement,
qu'on ne peut s'empêcher d'en faire un genre
particulier. C'est sans doute un phénomène très-
naturel que la cessation de l'évacuation périodique à une certaine époque de la vie : les fonctions organiques de la matrice touchent alors à
leur terme ; il ne se forme plus une surabondance de sang, et les vaisseaux utérins s'affais-
sent par degrés. Aussi les femmes qui ont vécu
suivant le vœu de la nature, qui ont été mères
de famille, et ont mené une vie active et laborieuse, passent en général l'époque critique sans
danger, et sans éprouver des maux notables ;
mais celles qui ont vécu dans l'oisiveté et la
bonne chère, celles qui ont abusé des substances
aromatiques et des spiritueux, et qui, par conséquent, avoient chaque mois des menstrues
très-copieuses, éprouvent à l'époque de leur
cessation des affections singulièrement variées,
ou les ressentent à un plus haut degré d'exaspération si elles ne font que se renouveler. Un
des premiers désordres, est une interruption
du flux menstruel pendant quelques mois, et

ensuite son retour avec profusion et une plus longue durée, ou bien sa suppression précoce, c'est-à-dire, avant la quarante-neuvième ou cinquantième année de l'âge. Quelques femmes éprouvent des affections rhumatismales variées, des éruptions irrégulières de phlegmons, d'érysipèles, de dartres rebelles, ou autres maladies cutanées aux parties supérieures ou inférieures. Dans d'autres femmes, les affections se portent à l'intérieur, sur les yeux, les oreilles, les membranes, les viscères, &c. et alors toute l'habitude extérieure du corps paroît dans un état de constriction et de dépérissement. Les malades sont très-maigres ; leurs joues et leurs tempes affaissées offrent l'image de la consomption et de la langueur. On n'a pas moins lieu d'observer d'autres fois des tiraillemens, des tensions spasmodiques qui participent de la nature de la goutte, et qui se fixent aux épaules, à l'articulation de la cuisse ou sur d'autres parties. On doit remarquer que ces affections goutteuses ou rhumatismales sont très-disposées à rétrocéder à l'intérieur, et à produire des symptômes inflammatoires ou spasmodiques qui simulent d'autres maladies primitives. Pourrois-je passer sous silence, en traçant les suites de la cessation des règles, les maux nerveux et compliqués qui peuvent en naître, les désordres physiques ou moraux qui caractérisent si bien l'hypocondrie ou l'hystérie, et qui sont si souvent l'objet des consultations qu'on nous adresse après avoir essayé les ressources multipliées de la polipharmacie? Ce sont quelquefois des douleurs spasmodiques, des mouvemens convulsifs, des tranchées; d'autres fois ce sont des flatuosités incommodes, des volutations internes qui se dirigent vers l'œsophage, des hoquets anomaux et bruyans, un sentiment de suffocation dans la région précordiale, ou d'étranglement dans le larynx ou l'œsophage; il n'est pas rare de remarquer des distensions flatulentes des intestins, des resserremens spasmodiques du rectum, ou même des spasmes douloureux de l'utérus qui simulent le travail de l'accouchement, ou qui produisent les sensations les plus bizarres et les plus insolites.

XXXII. La cessation de l'évacuation sexuelle a fixé l'attention d'un des médecins les plus distingués de ce siècle, le docteur Fothergill, et nous lui (1) devons des préceptes très-sages pour faire échapper aux dangers de cette époque quelquefois très-orageuse. « Plusieurs femmes, » dit cet habile observateur, n'éprouvent aucune

(1) *Conseils pour les femmes de quarante-cinq à cinquante ans, ou conduite à tenir lors de la cessation des règles* (extrait des Observations et Recherches de la société médicale de Londres). Cette dissertation a été traduite en français en 1788 par le cit. Petit-Radel, actuellement professeur de l'école.

» altération dans leur santé à l'époque de la vie
» dont nous parlons ; quelques-unes même sem-
» blent reprendre une nouvelle vigueur. C'est
» ainsi que l'on voit des complexions frêles et
» délicates, ou singulièrement affoiblies par des
» évacuations copieuses, se trouver très-bien de
» la cessation des règles ; mais toutes malheureu-
» sement ne jouissent pas d'un pareil avantage ».
Plusieurs remarquent que ces maladies, auxquelles elles avoient été sujettes, leur reviennent beaucoup plus fréquemment, et qu'elles
sont plus graves ; souvent symptômes décidés
de la pléthore, ardeurs vagues et irrégulières,
insomnies ou rêves très-fatigans, respiration
inégale et laborieuse ; dans quelques cas, inflammation des intestins, affections spasmodiques
dans différentes parties, articulations gonflées,
douloureuses ou avec des signes d'inflammation, hémorroïdes, et autres effets d'une pléthore bien caractérisée. Ces accidens plus ou
moins urgens, plus ou moins disposés à se renouveler, après s'être calmés une ou deux années ;
dans quelques cas extrêmes, écoulement immodéré, ou bien danger imminent d'une apoplexie
ou d'une paralysie si on s'abstient de la saignée.
Si on n'a pu prévenir une ménorragie excessive, il est prudent de la restreindre par de doux
laxatifs, des boissons rafraîchissantes, le repos,
quelques calmans, un régime sévère plutôt que

par de fréquentes saignées et des astringens ; quelquefois aussi des retours fréquens d'une ménorragie excessive sont dus à une constitution irri-
table et débile ; et alors la saignée ne peut que les
aggraver. Il faut, au contraire, recourir aux tem-
pérans, au repos, à quelque cordial donné à très-
petite dose, à une nourriture légère et succu-
lente. Le docteur Fothergill fait des réflexions
très-judicieuses sur l'usage inconsidéré que font
quelquefois les femmes des purgatifs aloétiques,
comme la *teinture sacrée*, les *pilules de Rufus*,
l'*élixir de propriété*, &c. et il fait voir combien
peu est réfléchie la prescription de pareils remèdes à l'époque de la cessation menstruelle,
puisque l'aloès a la propriété d'irriter les vaisseaux hémorroïdaux, ainsi que ceux des parties
contiguës, et de déterminer le sang vers la matrice avec un nouveau degré de force. Le même
auteur fixe les circonstances qui peuvent rendre
un cautère convenable vers le temps critique ;
car il est bien éloigné d'en faire un précepte
général. « Si une femme, dit-il, a été, dès sa
» jeunesse, sujette à des éruptions cutanées, à
» des ophtalmies, à des gonflemens glanduleux,
» à des douleurs errantes et rhumatismales, le
» cautère, à l'époque critique, peut prévenir
» beaucoup d'accidens et un renouvellement des
» maux ». Il insiste beaucoup sur la nécessité
du régime et de l'exercice. « Les femmes plétho-

» riques, et sujettes à des écoulemens abondans,
» doivent se borner à une nourriture prise des
» végétaux, renoncer entièrement au souper,
» user de boissons douces et délayantes, éviter
» les violens exercices, les grandes assemblées,
» les lieux échauffés et fermés, sur-tout vers
» l'époque ordinaire des menstrues. Dans les in-
» tervalles, l'exercice est très-nécessaire ». L'auteur expose encore quelques autres préceptes
généraux ; car, quant aux particuliers, les détails en seroient infinis, et ils doivent être
variés suivant les circonstances de l'état du
malade et de la région qu'il habite (1).

XXXIII. *Remarques sur les anévrismes de*

---

(1) Un autre ordre d'hémorragies très-important à connoître et à développer, se rapporte aux écoulemens du
sang utérin durant l'état de grossesse, pendant ou après
l'accouchement ; mais comme ces objets appartiennent à la
médecine externe ou chirurgie, et que plusieurs auteurs
en ont traité, je les renvoie à la pathologie chirurgicale. Je ferai seulement remarquer qu'un auteur italien
a regardé ces hémorragies comme tenant en même temps à
la médecine externe et interne, et qu'il a composé sur cet
objet un ouvrage plein d'érudition et de résultats de sa
propre expérience : *Discorso medico-chirurgico di Andrea
Pasta, intorno al flusso di sangue d'all' utero nelle donne
gravide,* &c. In Bergamo, 1751, vol. *in-8°.* de 450 pages.
Pourquoi cet ouvrage n'a-t-il point déjà reçu les honneurs
d'une traduction française ?

l'aorte. Les anévrismes vrais appartiennent-ils à la médecine interne ou externe? Faut-il faire une distinction des anévrismes de l'aorte? Avant que ces graves questions aient été résolues, et que la Nosographie interne et externe aient leurs limites bien circonscrites, on ne peut à la suite de la classe des hémorragies actives passer sous silence l'anévrisme de l'aorte, et ne point faire connoître les symptômes distinctifs de cette autre maladie qui est si grave, et qui a son siége dans le système vasculaire. Un exemple pris de l'ouvrage de Morgagni est très-propre à en donner des notions précises.

XXXIV. Une femme d'environ soixante ans éprouvoit par intervalles de la toux, et une respiration difficile, sur-tout après tout mouvement violent; il se manifesta enfin une tumeur pulsative sous la clavicule droite vers le sternum. Accroissement progressif de cette tumeur pendant l'espace de deux ou trois mois, et protubérance de la partie moyenne du sternum en forme de tête, sentiment de chaleur et d'une douleur vive dans cette partie; nouveaux symptômes joints aux premiers, gonflement œdémateux depuis les épaules jusqu'aux mains, aux jambes et aux pieds, intumescence de la face, crachats fréquens et comme purulens, pouls petit et foible, point de repos, ou du moins au moindre mouvement, danger imminent de la

suffocation ; il en étoit de même lorsque la malade prenoit de la nourriture ou de la boisson ,
au point qu'elle finit par être obligée de s'abstenir
de l'une et de l'autre : elle succomba enfin après
six jours d'une abstinence absolue avec de légers
mouvemens convulsifs. A l'ouverture du corps,
le péricarde rempli de sérosité ; le cœur qui
avoit été entièrement déjeté dans la cavité gauche
de la poitrine , avoit un volume double de
l'état ordinaire , et ne contenoit point de concrétions polypeuses. Le sac anévrismatique ,
formé par l'aorte , étoit oblong et très-considé-
rable ; ce qui produisoit une forte compression
sur les parties intérieures de la poitrine , sur la
trachée-artère et l'œsophage. En outre , comme
par ses pulsations continuelles et une exsudation
du liquide , la clavicule droite , les côtes voisines
et la partie moyenne du sternum avoient été
corrodées , il s'étoit formé une tumeur à l'extérieur, ce qui soulevoit les muscles et les tégumens , et imitoit au-dehors la forme d'une tête.
Je renvoie, pour les autres détails de l'état du
sac anévrismatique , à l'ouvrage de Morgagni, et
je vais m'arrêter avec lui sur quelques points de
cette histoire digne de remarque.

XXXV. Durant l'état de vie le danger imminent
de la suffocation étoit renouvelé par un mouvement violent ou léger, et par l'usage du moindre
aliment ou de la moindre quantité de boisson.

Morgagni rapproche cet exemple d'un autre cas d'anévrisme, dans lequel le malade ne pouvoit ni se coucher, ni rendre ses déjections ou ses urines, ni avaler le moindre aliment sans être menacé de suffocation, et sans tomber dans des angoisses extrêmes : deux sortes d'anévrismes suivant le même auteur ; les uns qui consistent dans une expansion uniforme d'une certaine partie de tuyau artériel, les autres disposés en forme de sac vers la partie latérale du même tuyau. Cela posé, on explique soit les défaillances, soit les suffocations qu'éprouvent les malades, par un changement de position du corps, quelquefois le sang se portant en si grande quantité vers la partie la plus déclive du sac, qu'il n'en reste point assez dans l'artère pour la continuation de la circulation : c'est ainsi qu'on voit les symptômes des anévrismes, les uns constans et durables, les autres passagers et sujets à des intervalles et à des paroxysmes plus ou moins irréguliers ; quelquefois des lotions des bras et des mains, ou même des bains chauds de ces parties, ont produit un soulagement marqué, en facilitant sans doute la circulation locale et en dégageant un peu la tumeur. Morgagni ajoute qu'en faisant des frictions aux bras, plongés dans l'eau chaude, il parvenoit à soulager deux jeunes personnes, dont l'une éprouvoit par intervalles de grandes anxiétés dans la région précordiale, avec un sentiment de suffocation, et l'autre une sorte de suspension des fonctions des sens; et c'est ainsi qu'il faisoit céder promptement les paroxysmes qui, sans cette attention, étoient d'une très-longue durée. Un autre malade dont on avoit annoncé la mort comme très-prochaine, fut aussi conservé plusieurs mois; et comme des convulsions internes produisent quelquefois ces anxiétés et peuvent se joindre au vice organique, accélérer le retour des paroxysmes et augmenter même leur intensité, si on révoque en doute l'utilité de ces frictions dans l'eau chaude comme moyen de révulsion, on ne peut méconnoître un effet direct produit par le relâchement; et c'est ainsi que Senac a vu souvent les frictions et les pédiluves faire cesser les palpitations du cœur.

XXXVI. Morgagni examine aussi les effets qui peuvent résulter de l'abaissement du cœur dans les cas d'anévrisme de l'aorte, relativement à la dépression du diaphragme, qui forme par-là quelquefois une convexité permanente et remarquable vers l'abdomen; et c'est ainsi que l'estomac est sujet à éprouver diverses affections par la compression, pendant que les pulsations du cœur se font sentir dans l'hypocondre gauche : ce qui est sujet à induire en erreur, non-seulement le malade, mais même le médecin qui, ne se livrant point à un examen attentif, peut prendre une

maladie du cœur et ses palpitations pour une
affection de l'estomac et une pulsation de l'artère
cœliaque. Je ne m'arrêterai point aux considérations pleines de sagacité que fait Morgagni sur
la partie solide et concrète qu'on trouve dans
l'intérieur du sac anévrismatique, et à l'opinion qui la lui fait regarder comme une concrétion polypeuse formée au moment de la
mort; je me hâte de passer à un objet qui inté-
resse de bien plus près la médecine; savoir, au
traitement qu'on peut employer avec plus ou
moins de succès au commencement d'un anévrisme de l'aorte. Il rend ici hommage au talent
de Valsalva, qui, ayant trouvé beaucoup plus
souvent qu'il n'auroit cru des traces de l'anévrisme de l'aorte, et frappé de la fréquence d'une
maladie aussi dangereuse, rechercha les moyens
qu'on pourroit prendre pour arrêter son accroissement et ses progrès. Il profita des vues
qui lui avoient été suggérées par la lecture attentive d'un passage d'Hippocrate sur les varices
des veines internes, sur les saignées répétées, et
le régime sévère qui peut en arrêter le cours:
il ne se borna point à une simple présomption
et à des indices tirés de la pulsation ou de quelques autres symptômes; mais il eut encore lieu
de se convaincre de la vérité par ses propres
yeux. Il eut occasion d'ouvrir le cadavre d'un
homme qu'il avoit guéri d'un anévrisme in-

terne, et qui avoit ensuite succombé à une autre
maladie ; et il trouva que la partie de l'artère
qui avoit été autrefois le siége de l'anévrisme,
avoit non-seulement repris son calibre ordinaire, mais qu'elle conservoit une sorte de callo-
sité dans le lieu affecté. Voici quelle étoit sa
méthode : après avoir fait pratiquer quelques
saignées, Valsalva faisoit diminuer progressivement la nourriture et la boisson de jour en jour,
jusqu'au point de parvenir à ne donner au malade qu'une demi-livre de bouillie le matin, et
deux fois moins le soir. On n'accordoit outre
cela que l'usage de l'eau, en se bornant même
à une certaine quantité, et en y mêlant un peu
de gelée de coing ou autre chose semblable ;
lorsqu'il avoit ainsi exténué le malade au point
de l'avoir réduit à ne pouvoir se lever de son
lit, il commençoit à augmenter chaque jour par
degrés la nourriture jusqu'au rétablissement
entier de ses forces. Si, durant les premiers
jours que le malade se lève, les palpitations se
renouvellent encore, il ne faut point s'en effrayer, puisque l'expérience apprend qu'elles
ne continuent point, qu'elles finissent par disparoître, et ne plus éprouver de retour. Lancisi remarque qu'il faut s'y prendre de la même
manière pour arrêter les progrès des anévrismes
externes. Il est vrai, comme Morgagni a soin de
le noter, que ce traitement imposé par Valsalva

peut paroître un peu dur, et qu'il est difficile
de le faire adopter à une époque où il peut
seulement être efficace, c'est-à-dire lorsque le
malade n'éprouve que de légères incommodités,
et qu'il ne connoît point le danger extrême qui
le menace pour l'avenir; souvent il finit par se
déterminer, lorsque des angoisses extrêmes et
une mort imminente sont au-dessus de toutes
les ressources.

Je ne puis ici qu'indiquer un Recueil de Mémoires les plus estimés sur les anévrismes (1)
qui peuvent se former dans différentes parties
du systême artériel. L'éditeur, le docteur Lauth,
a fait un choix heureux de recherches sur cet
objet, par Lancisi, Guattani, Matani, Verbruge,
Weltinus, Threw, Asman. Cette collection,
quoique déjà très-volumineuse, pourroit être
encore augmentée par les résultats d'autres observations postérieures faites à Londres par
Hunter, et à Paris par Desault et Deschamps, &c.
mais pour éviter des répétitions superflues sur
les caractères distinctifs des anévrismes, leurs
divisions, leurs causes, leur traitement, ne con-
viendroit-il pas de faire un extrait méthodique
de ces différentes pièces, en commençant par
les anévrismes du cœur et de l'aorte, et en

---

(1) *Scriptorum latinorum de anevrismatibus collectio*, &c.
Argentorati, 1785.

continuant ainsi par ceux des autres artères ? Les Monographies contribuent sans doute puissamment aux progrès de la médecine interne et externe ; mais, sans l'ordre, la précision et un style aphoristique, la multiplication excessive des volumes ne fera-t-elle point tomber dans une énorme et stérile abondance ?

FIN DU TOME PREMIER.

TABLE ANALYTIQUE

DES MATIÈRES.

CLASSE PREMIERE.

Fièvres.

Ecrits sans nombre sur les fièvres, quelques-uns seulement dans la direction de la médecine d'observation. — Difficulté de classer ces maladies avec régularité en suivant les méthodes ordinaires. — Avantages de l'application de l'analyse à la pyrétologie. — Proscription des termes pris d'une médecine humorale. — Nécessité de considérer et de fixer par des dénominations précises la lésion des fonctions nerveuses des parties où siégent les fièvres. — Six modes fébriles primitifs qui existent, tantôt simples, tantôt compliqués, et qui font la matière d'autant d'ordres. *pag.* 1 *et suiv.*

ORDRE PREMIER. *Fièvres angio-téniques* (inflammatoires), termes vagues de *sang facile à s'enflammer,* d'*épaississement inflammatoire de sang.* — Détermination précise de ces fièvres par les signes précurseurs, les dispositions de l'individu , la marche des symptômes. — Réflexions critiques sur quelques auteurs. — Application de la méthode expectante. 9

GENRE PREMIER. *Fièvre angio-ténique* (sinoque simple). Fièvre continue et sans rémission, face très-colorée, chaleur halitueuse. 29

ORDRE II. *Fièvres meningo-gastriques* (bilieuses).
Vaine redondance d'explications humorales, objets dégoûtans de bile, de saburre, de saletés gastriques, tour-
à-tour mis en jeu comme cause primitive de la maladie.
— Connoissances précises puisées dans des descriptions
d'épidémies. — Variétés de la fièvre suivant les climats, les dispositions de l'individu. — Remarques sur
le traitement. 30

GENRE II. *Fièvre meningo-gastrique continue.* Douleur
à la région épigastrique, enduit blanchâtre de la langue
avec une saveur amère, céphalalgie violente. 46

GENRE III. *Fièvre rémittente meningo-gastrique.* Symptômes de la précédente, avec accès de fièvre intermittente. 48

GENRE IV. *Fièvre tierce bénigne.* Son caractère distinctif facile à saisir ; c'est la plus ordinaire des fièvres
intermittentes. 54

ORDRE III. *Fièvres adéno-meningées* (pituiteuses).
Caractère de ces fièvres rendu très-sensible par la description d'une épidémie, sous le nom de maladie muqueuse. — Leurs signes précurseurs, leurs causes, leurs
terminaisons. — Vraies notions qu'on doit s'en former. 55

GENRE V. *Adéno-meningée continue.* Peu de fièvre et
calme durant le jour, nuits laborieuses, marche lente
des symptômes. 64

GENRE VI. *Intermittente quotidienne.* Invasion de l'accès
chaque jour, la nuit ou de grand matin, débilité, pâleur de la face. 65

GENRE VII. *Intermittente quarte.* Deux jours d'intervalle
apyrétique, invasion de l'accès vers le soir, accroissement lent de la chaleur qui succède au froid. 66

GENRE VIII. *Fièvre rémittente adéno-meningée.* Plusieurs
caractères de la fièvre adéno-meningée continue, avec
des accès de fièvre intermittente. 68

ORDRE IV. *Fièvres adynamiques* (putrides). Nécessité pressentie par Grant, d'appliquer l'analyse à la distinction exacte de cette fièvre. — Exemple d'une fièvre putride épidémique simple en Italie. — Observations propres à l'auteur. — Diverses complications de cette fièvre. Vrais caractères de cette fièvre pris de la prostration des forces. — Objets de salubrité publique pour s'en préserver. 70

GENRE IX. *Fièvre adynamique continue.* Traits du visage altérés, plus ou moins de délire, prostration des forces. 86

GENRE X. *Fièvre rémittente adynamique.* Nombre insuffisant d'exemples pour établir ses caractères génériques. 87

ORDRE V. *Fièvres ataxiques* (malignes). Terme de fièvre maligne sans cesse employé d'une manière vague. — Lésions de la sensibilité et de l'irritabilité comparées avec les sentences des prénotions coaques. — Progrès des connoissances modernes sur ces fièvres. — Diverses complications de ces fièvres avec celles des autres ordres. — Distinction exacte des divers genres de cette fièvre par Selle, dans sa Pyrétologie. — Observations propres à l'auteur. 89

GENRE XI. *Fièvre ataxique sporadique.* Affections nerveuses variables, pouls foible et déprimé, par intervalles état comateux. 106

GENRE XII. *Fièvre ataxique par contagion.* Vertiges, air de consternation, quelquefois début avec simulacre de fièvre inflammatoire, d'autres fois prostration des forces dès l'invasion. *ibid.*

GENRE XIII. *Fièvre lente nerveuse.* Pouls souvent peu différent de l'état naturel, somnolence, marche lente des symptômes nerveux. 107

GENRE XIV. *Fièvre rémittente ou intermittente ataxique*

(*fièvres pernicieuses* * *de Torti*). Insensibilité pendant
l'accès, le plus souvent affection comateuse, ou quelque
symptôme nerveux très-grave.   109

ORDRE VI. *Fièvre adéno-nerveuse (peste du Levant*).
Un de ses traits distinctifs est d'avoir ravagé l'Europe
à plusieurs reprises, et d'avoir toujours tiré son origine du Levant. — La relation si connue de la dernière
peste de Marseille, soumise à la discussion. — La vraie
histoire de cette peste rapprochée de celle qui régna à
Constantinople en 1764. — Connoissances acquises sur
le principe contagieux de la peste.   111

GENRE XV. *Fièvre pestilentielle , ou peste du Levant.*
Invasion quelquefois avec des apparences de fièvre
inflammatoire, d'autres fois avec stupeur, éruptions de
bubons ou de charbons. — Marche très-rapide.   127

CLASSE SECONDE.

Phlegmasies.

Doctrine des phlegmasies , vaine succession d'opinions
hypothétiques. — Vice général des théories de l'inflammation ; c'est de regarder ce terme comme univoque
et représentant toujours une même série de symptômes.
— Son acception différente suivant que l'inflammation
attaque les membranes muqueuses , les membranes
diaphanes, les glandes , les muscles , le tissu de la
peau.   130 *et suiv.*

ORDRE PREMIER. *Phlegmasies des membranes muqueuses.* Plusieurs épidémies catarrales observées à di-

---

* *Voyez* encore sur les fièvres de Torti , le second volume
de la Nosographie , pag. 558.

verses époques dans différentes parties de l'Europe. — Considérations sur les phlegmasies catarrales principales, le catarre simple, la dyssenterie, les aphthes, la gonorrhée ou blennorhagie, la leucorrhée, l'ophtalmie. 143

GENRE XVI. *Catarre simple*. Douleur gravative de la tête, sentiment d'ardeur dans les narines, l'arrière-bouche, toux, &c. 155

GENRE XVII. *Dyssenterie simple*. Ténesmes, mucosités blanches ou sanguinolentes, peu de fièvre, &c. 156

GENRE XVIII. *Aphtes*. Amas de tubercules blanchâtres, superficiels, dans la membrane muqueuse de l'arrière-bouche, &c. — Aphthes des enfans. 159

GENRE XIX. *Catarre de la vessie urinaire*. Point assez exactement déterminé 161

GENRE XX. *Gonorrhée ou blennorhagie*. Membrane interne de l'urètre, et sur-tout la fosse naviculaire, siége de cette phlegmasie. — Ardeur lors de l'émission de l'urine, &c. 162

GENRE XXI. *Leucorrhée ou fleurs blanches*. Quelquefois maladie constitutionnelle, d'autres fois affection locale. 164

GENRE XXII. *Ophtalmie, inflammation de la conjonctive*. Les périodes bien décrits par Wiseman, douleur aux yeux, tension, larmoiement incommode. 166

ORDRE II. *Phlegmasies des membranes diaphanes*. Symptômes généraux de ces phlegmasies, rapprochés des phénomènes qu'ont offerts quelquefois les ouvertures des corps. — Considérations sur les phlegmasies particulières des membranes diaphanes, la frénésie, la pleurésie, la gastrite ou inflammation de l'estomac, l'entérite ou inflammation des intestins, la cystite ou inflammation de la vessie. 168

GENRE XXIII. *Frénésie*. Fureur ou saillies inusitées

de gaîté ou de plaisanterie, visage rouge, sensibilité extrême des organes des sens.   183

GENRE XXIV. *Pleurésie vraie*. Douleur pongitive au côté, toux fréquente, peu ou point d'expectoration. 184

GENRE XXV. *Gastrite ou inflammation de l'estomac.* Anxiétés extrêmes, douleur vive à la région épigastrique, pouls petit et fréquent.   186

GENRE XXVI. *Entérite ou inflammation des intestins.* Douleur fixe dans une partie quelconque de l'abdomen, constipation. — Entérite chronique.   187

GENRE XXVII. *Cystite ou inflammation de la vessie.* Tumeur ovale au-dessus du pubis, avec douleur vive, disurie ou ischurie.   189

ORDRE III. *Phlegmasies du tissu cellulaire, des glandes et du parenchyme des viscères.* Travaux des anatomistes sur la structure des glandes et des viscères. — Analogies entre le phlegmon à la surface du corps, avec la péripneumonie, l'hépatite ou inflammation du foie, la néphrite ou inflammation des reins. — Considérations sur ces diverses phlegmasies.   190

GENRE XXVIII. *Phlegmon.* Douleur, rougeur, gonflement, tension, terminaison par la suppuration. 204

GENRE XXIX. *Péripneumonie ou pleurésie humide.* Douleur gravative ou pungitive au côté. — Toux vive, expectoration muqueuse et mêlée de sang à une certaine époque.   205

GENRE XXX. *Hépatite ou inflammation du foie.* Symptômes divers suivant la partie enflammée de ce viscère, fièvre aiguë, tension douloureuse à l'hypocondre droit.   104

GENRE XXXI. *Néphrite, inflammation du rein.* Fièvre vive avec des rémissions, douleur gravative ou pungitive dans l'un des reins ou les deux ensemble.   207

ORDRE IV. *Phlegmasies des muscles.* Obscurités encore répandues sur cet ordre de phlegmasies, sur-tout quand on cherche les caractères de celles du cœur et du diaphragme. — Le rhumatisme beaucoup plus connu. — L'angine peut appartenir à cet ordre comme aux deux autres ordres précédens. 209

GENRE XXXIII. *Rhumatismes.* Douleur, tension gravative aux articulations, aux lombes et quelquefois dans toute l'habitude du corps. — Sa terminaison diffère de celle des autres phlegmasies. 218

GENRE XXXIII. *Angine.* Ses symptômes variés suivant que l'inflammation s'est principalement dirigée sur la trachée-artère, le larinx, le pharinx, les amygdales. 220

ORDRE V. *Phlegmasies cutanées.* Innombrables descriptions de fièvres scarlatines, miliaires, pétéchiales, vésiculaires, &c. mais sans s'arrêter à ces caractères extérieurs, rechercher l'ordre des fièvres primitives avec lequel se combine l'exanthême. — Diverses considérations sur l'érysipèle, la petite-vérole, la rougeole, la pustule maligne. 222

GENRE XXXIV. *Erysipèle.* Accès fébrile devance deux ou trois jours son éruption. — Douleur, rougeur de la partie affectée, mais tumeur plus déprimée que dans le phlegmon. 235

GENRE XXXV. *Petite-vérole.* Eruption des boutons, précédée deux ou trois jours avant par un mouvement fébrile. — Passage des boutons à celui des pustules, symptômes accessoires. — Inoculations pratiquées. 237

GENRE XXXVI. *Rougeole.* Son éruption accompagnée de symptômes de catarre, toux, somnolence. — Epidémie de rougeole décrite. 238

GENRE XXXVII. *Pustule maligne.* Dans le troisième

période, escarre gangréneuse qui s'étend par degrés, aréole qui se forme autour du tubercule primitif. — Dans le quatrième période, symptômes de la fièvre adynamique.　　239

CLASSE TROISIÈME.

Hémorragies actives.

Applications spécieuses et vaines de la mécanique au mouvement progressif du sang. — Phénomènes des hémorragies, profondément observés et médités par l'Ecole de Stahl, qui leur a seulement attribué une influence trop étendue et trop exclusive. — Apparences extérieures ou signes précurseurs d'une hémorragie. — Aberrations singulières du flux menstruel. — Irritabilité des artères prouvée par des expériences.

ORDRE PREMIER. *Hémorragies communes aux deux sexes.* Principes lumineux d'Hippocrate et de Stahl sur les maladies des différens âges. — Différence entre les hémorragies actives et passives. — Explications hypothétiques d'Hoffman et de Cullen, sur les causes prochaines des hémorragies, et vues saines de Stahl sur les diverses directions des forces vitales vers des parties déterminées du systême vasculaire. — Considérations sur l'hémorragie du nez, celle des poumons ou hémoptysie, celle de l'estomac ou hématemèse, celle des voies urinaires ou hématurie, celle de l'anus ou hémorroïdes.　　249

GENRE XXXVIII. *Hémorragie du nez ou épistaxès.* Refroidissement des extrémités, vertiges, face colorée avant l'écoulement du sang.　　260

GENRE XXXIX. *Hémoptysie ou crachement de sang.* Refroidissement des extrémités, sur-tout des pieds, difficulté de respirer, douleur gravative de la poitrine, crachats écumeux et teints de sang. 261

GENRE XL. *Hématemèse ou vomissement du sang.* Anxiétés, contractions spasmodiques dans la région épigastrique, visage pâle. 263

GENRE XLI. *Hématurie ou hémorragie par les voies urinaires.* Si le siége en est dans la vessie, douleurs vives dans cette partie, sentiment d'ardeur au pubis. — Si le siége est dans les reins, douleur dans la région lombaire. 264

GENRE XLII. *Flux hémorroïdal excessif.* Douleurs gravatives du dos et des lombes, sentiment de pression de l'anus jusqu'au périnée, moyens de prévenir ou de diminuer cette hémorragie. 265

ORDRE II. *Hémorragies utérines.* Changemens qu'éprouve la femme à l'époque de la puberté. Marche de la nature dans les époques de la menstruation. — Variétés dans la quantité du flux menstruel dans l'état même de santé, et voies singulières qu'il affecte dans ses aberrations. — Doutes sur la cause du retour des périodes des menstrues. 268

GENRE LXIII. *Excès, défaut, retard ou déviations des menstrues.* 280

GENRE LXIV. *Cessation du période menstruel par les progrès de l'âge.* Anomalie des symptômes qui se succèdent ou qui se combinent lorsque les menstrues cessent. — Préceptes sages sur le régime et la conduite à tenir pour ne point ajouter de nouveaux maux à cette époque orageuse. — Observations sur l'anévrisme de l'aorte. 285

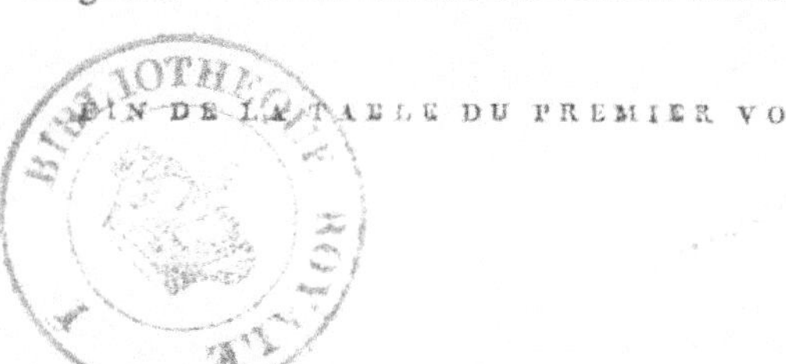

FIN DE LA TABLE DU PREMIER VOLUME.